Basisbuch Laufen

Anne Lahur

Thomas Steffens

Basisbuch Laufen

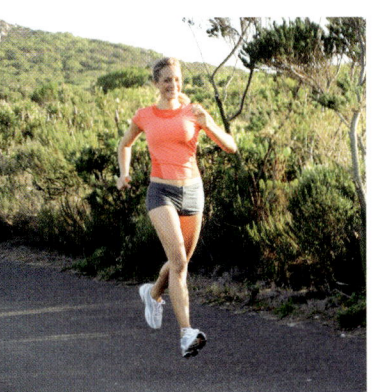
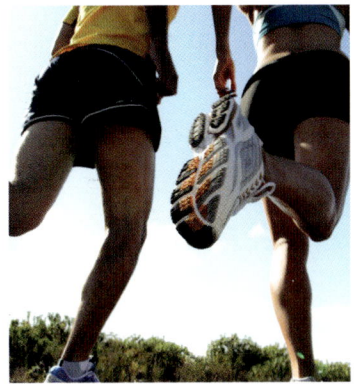
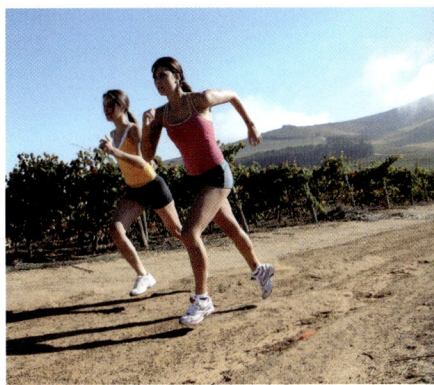

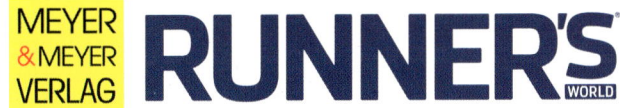

Papier aus nachweislich umweltverträglicher Forstwirtschaft.
Garantiert nicht aus abgeholzten Urwäldern!

Basisbuch Laufen

Bibliografische Information der Deutschen Nationalbibliothek
Die Deutsche Nationalbibliothek verzeichnet diese Publikation in der Deutschen
Nationalbibliografie; detaillierte bibliografische Details sind im Internet über
< http://dnb.d-nb.de > abrufbar.

© 2010 by Meyer & Meyer Verlag, Aachen
Adelaide, Auckland, Budapest, Cape Town, Graz, Indianapolis,
Maidenhead, Olten (CH), Singapore, Toronto
Member of the World
Sport Publishers' Association (WSPA)
Druck und Bindung: B.O.S.S Druck und Medien GmbH
ISBN 978-3-89899-507-8
www.dersportverlag.de
E-Mail: verlag@m-m-sports.com

INHALT

VORWORT

„Jeder Anfang ist schwer" – diese Volksweisheit trifft auch für den Einstieg ins Laufen zu, meistens jedenfalls und natürlich abhängig von sportlicher Vorbelastung, Körpergewicht, Alter und von einigen anderen Faktoren, die es in diesem Buch zu beschreiben gilt. Obwohl ich schon 35 Jahre laufe und dabei phasenweise und jahrelang sehr viel unterwegs im Laufschritt war, weiß ich aus eigener Erfahrung, wie es sich anfühlt, nach längerer Pause wieder mit dem Laufen zu beginnen. Die ersten Schritte sind eigentlich kein Problem, aber dann … wenn nach 10-15 Minuten der Atemrhythmus ansteigt und sich Ernüchterung breitmacht, die Erkenntnis, dass Körpermasse multipliziert mit Kraft nicht zu Geschwindigkeit wird, sondern zur frühzeitigen Ermüdung und der Frage: Was soll das eigentlich? Wird das jemals etwas? Lassen Sie sich nicht entmutigen. Das Schönste am Laufen ist, dass die Mühe auch belohnt wird. Zunächst vielleicht nur mit dem wunderbaren Gefühl nach dem Duschen oder dem Vollbad. Bald aber schon mit erkennbaren und messbaren Fortschritten, die dazu ermuntern, weiterzumachen, weil man sich auf dem richtigen Weg sieht.

Auch jahrelange Routine schützt nicht davor, dass einem der Wiedereinstieg schwerfällt, wenn man mehrere Monate pausiert hat, weil vielleicht andere Prioritäten im Vordergrund standen, sei es beruflich oder privat. Ich habe die Mühen und Beschwerden, die dabei auftreten, selbst kennen gelernt und ich weiß, dass nach vielen dieser ersten Schritte und Versuche zunächst das Duschen nach dem Lauf die mit Abstand schönste Erfahrung ist. Allein deshalb allerdings lohnt es sich, die Laufschuhe zu schnüren und nicht nachzulassen, es immer wieder zu probieren. Eine wichtige Erkenntnis kam mir bei meinem letzten Wiederanfang nach mehrmonatiger Zwangspause: 3 x pro Woche ist das Mindeste, sonst „bringt" es nicht viel, so meine Erfahrung, für die ich keine wissenschaftliche Studie bemühen muss.

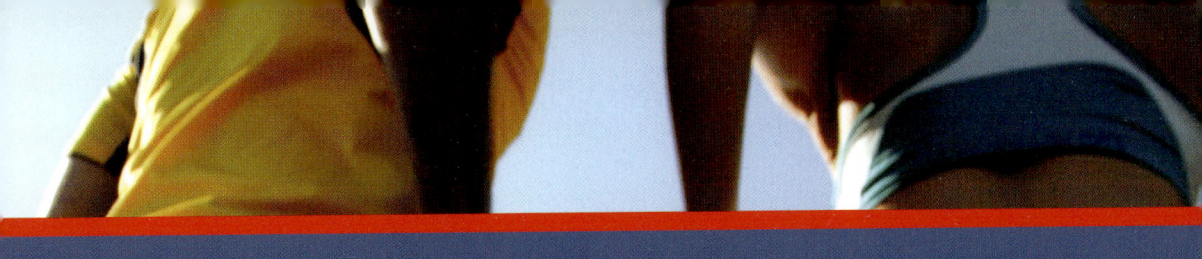

KAPITEL 1

WARUM LAUFEN?

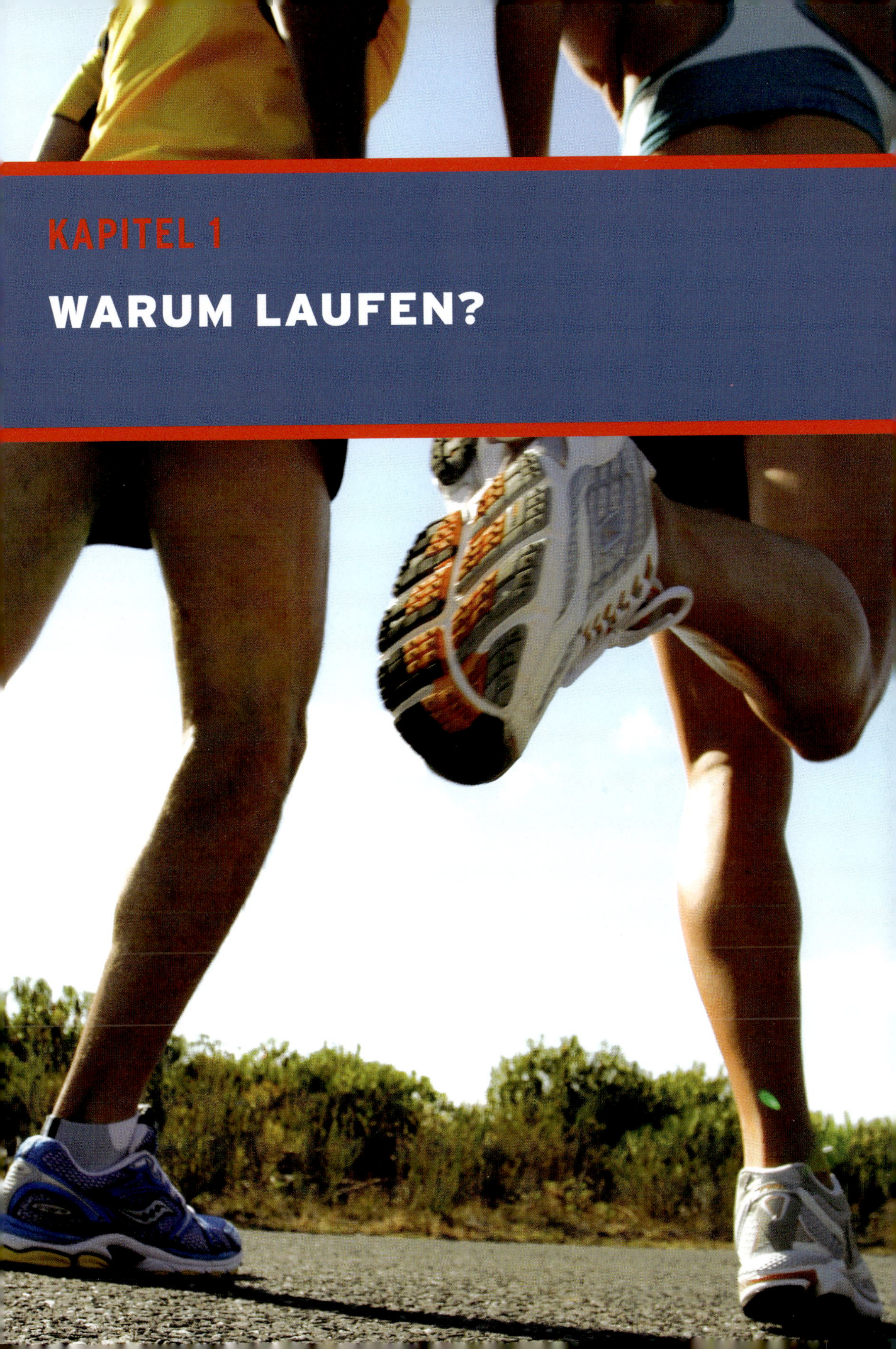

Es gibt einige gute Gründe, warum Sie das Laufen zu Ihrer regelmäßigen Freizeitroutine machen sollten. Hier sind sie:

- Sie lernen Ihren Körper besser kennen und fühlen sich dynamisch und fit.

- Sie schlafen tiefer und erholsamer.

- Ihr Immunsystem wird gestärkt.

- Sie ernähren sich bewusster und leben automatisch gesünder.

- Ihr Körpergewicht stabilisiert sich.

KAPITEL 2

ES IST NIE ZU SPÄT: MIT DEM LAUFEN KANN MAN IN JEDEM ALTER BEGINNEN

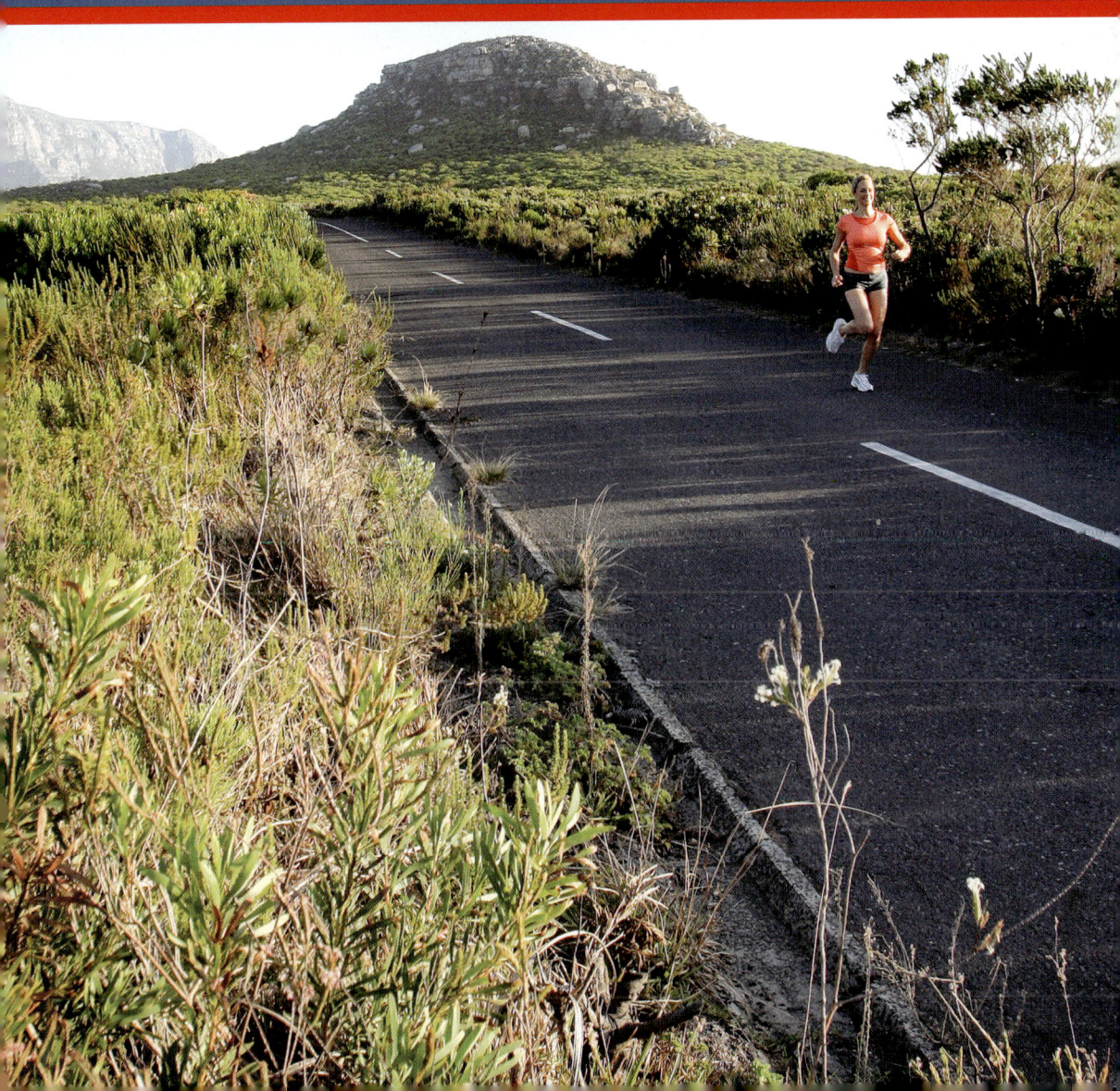

Es gibt Menschen, die erst nach dem 70. Lebensjahr mit dem Laufen begonnen haben und sich tatsächlich sogar noch an die Startlinie eines Marathons gewagt haben. Das sind zwar Ausnahmen, doch es gibt eben auch keine Regel, nach der es ein Alterslimit fürs Laufen gibt. Da sich im zunehmenden Alterungsprozess zunächst die Schnellkraft langsam „verabschiedet", die Ausdauerfähigkeit aber deutlich länger erhalten bleibt, ist Laufen und schnelles Gehen noch im hohen Alter möglich.

2.1 UNAUSWEICHLICHE PHYSIOLOGISCHE PROZESSE

Ab dem 35. Lebensjahr sinkt die sportliche Leistungsfähigkeit des Menschen um etwa 1 % im Jahr. Wer regelmäßig läuft und dies über Jahre hinweg praktiziert, kann diesen Prozess deutlich nach hinten verschieben. Gut trainierte Läufer weisen oft bis in die Mitte des fünften Lebensjahrzehnts kaum Leistungseinbußen auf und halten ihre Form. Wer in jungen Jahren ein sehr guter Läufer war, aber in den Jahren danach nicht sonderlich viel trainiert hat, profitiert z. B. keineswegs von seinen ehemaligen Erfahrungen, wenn er nach Jahren der Pause wieder mit dem Training beginnt; er ist sogar Späteinsteigern, die regelmäßig trainieren, klar unterlegen.

Was mit dem Alter sinkt, ist vor allem die maximale Herzfrequenz, und zwar um einen Schlag pro Lebensjahr – ein Prozess, der sich nicht aufhalten lässt und der erklärt, warum ein 60-Jähriger gegen einen 20-Jährigen keine Chance hat: Er kann dessen maximale Herzfrequenz nicht erreichen und hat somit keine Chance, weil er sich auf einem niedrigeren Niveau bewegt. Allerdings sind dies Durchschnittswerte; ein signifikanter Rückgang der maximalen Herzfrequenz ist z. B. erst ab dem 50. Lebensjahr zu beobachten.

Mit zunehmendem Alter schwindet die Muskelmasse (man spricht von Atropie), ein Prozess, der sich durch Training zwar verzögern, aber nicht zum Stillstand bringen lässt und der sich etwa ab dem 60. Lebensjahr deutlich beschleunigt. Er betrifft zunächst vor allem die schnellen Muskelfasern. Aus diesem Grund verliert man zunächst an Schnellkraft, bevor die Ausdauer nachlässt.

Den altersabhängigen Leistungsabfall bemerkt man zunächst dadurch, dass man länger braucht, um sich von einer Trainingsbelastung zu erholen. Pausen spielen also für Läufer ab dem 40. Lebensjahr eine noch wichtigere Rolle als für Jüngere, sowohl die Pausen bei Wiederholungsläufen als auch die Pausentage nach größeren Belastungen im Training und vor allem im Wettkampf.

2.2 TRAINIERBARKEIT IM ALTER

Diese Ausführungen beleuchteten hauptsächlich die nachlassende Leistungsfähigkeit im Alter gegenüber der in jüngeren Jahren. Doch genauso, wie feststeht, dass die Leistungsfähigkeit im Vergleich zum jugendlichen Alter nachlässt, stimmt die Tatsache zuversichtlich, dass der Mensch sogar im höheren Alter noch trainierbar ist, was bedeutet, dass er Fortschritte machen kann, also schneller laufen als zu Beginn des Trainings und vor allem ausdauernder laufen. Im Leistungsvergleich zum Läufer jüngeren Alters schneidet der ältere Läufer umso besser ab, je länger die zu laufende Distanz ist. Wer regelmäßig läuft, nimmt übrigens mit zunehmendem Alter nicht an Gewicht zu, wie dies bei sportlich Inaktiven im Alter der Fall ist.

Extratipp: Nicht nur laufen

Optimal ist es, wenn Sie das Laufen noch mit anderen sportlichen Aktivitäten verbinden, doch sollte dies nicht zu Freizeitstress führen. Denn wer 3-4 x pro Woche läuft, dazu 2 x pro Woche Yoga macht und noch 2 x ins Fitnessstudio geht, bewegt sich an der Grenze zum Freizeitstress.

Übertrainingssymptome sind die Folge (erhöhter Ruhepuls, unruhiger Schlaf, Schlappheit).

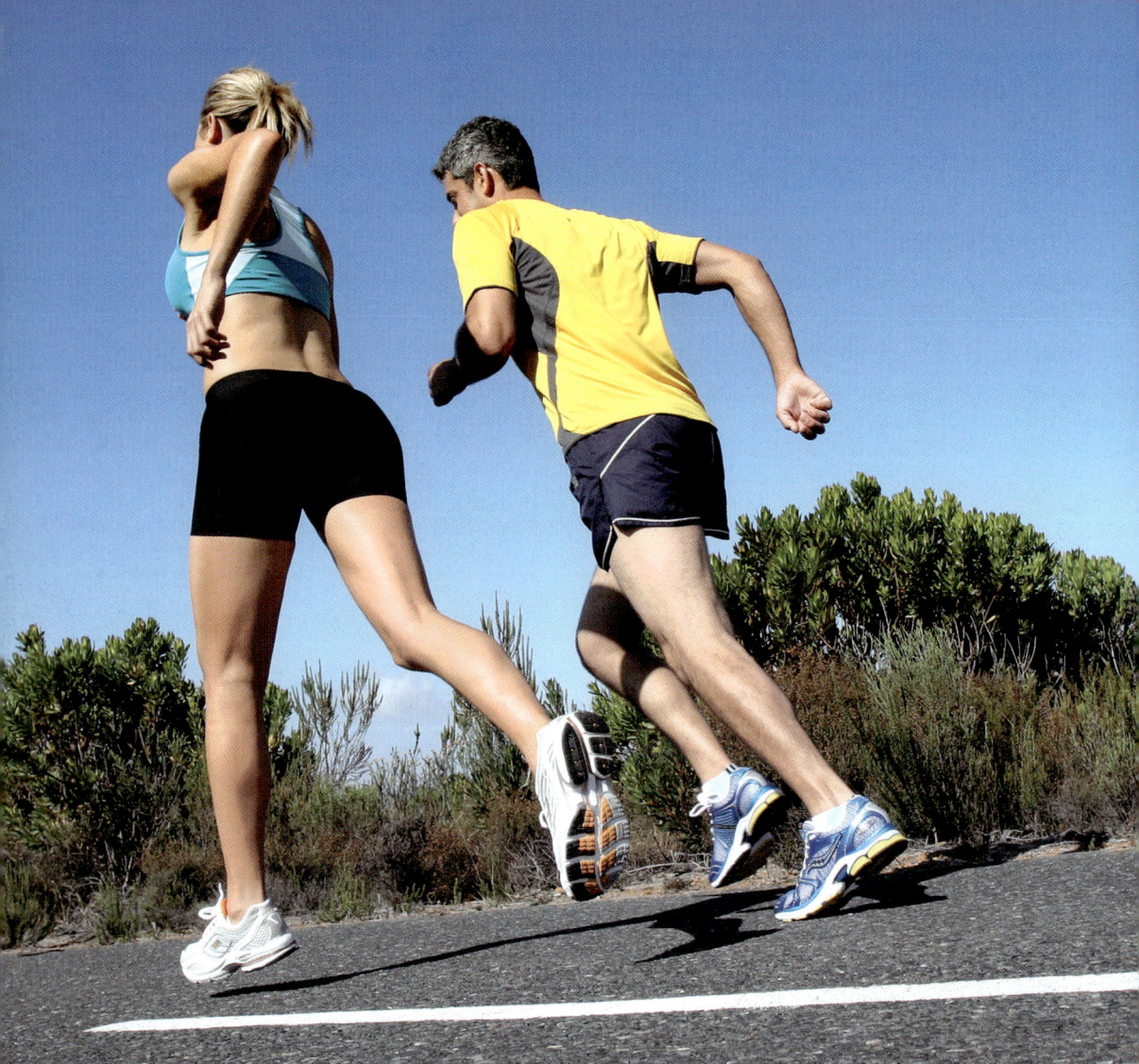

KAPITEL 3

LAUFEN FÜR ANFÄNGER

Die ersten Schritte sind entscheidend dafür, ob Laufen Spaß macht. Egal, ob ein Anfänger schon Erfahrungen in anderen sportlichen Aktivitäten gesammelt hat oder bisher völlig sportabstinent gelebt hat – nicht jedem erschließen sich die positiven Begleiterscheinungen, die das Laufen mit sich bringt, gleich nach den ersten Schritten, dem ersten Training oder wenigstens nach einigen Versuchen. Manchmal dauert es länger, bis das Laufen geradezu unverzichtbar ist. Zum Beispiel bei Johann Lafer (Jahrgang 1957), dem bekannten Fernsehkoch:

„Anfangs war es für mich eine Qual. Irgendwann jedoch merkte ich, dass es auch Spaß machen kann ... Ich habe es bestimmt vier, fünf Monate gehasst und mir nicht vorstellen können, dass ich mal dieses Glücksgefühl erlebe, von dem viele berichten. Heute fehlt mir etwas, wenn ich nicht drei- bis viermal pro Woche laufe."

(Runner's World 7/09)

Sportmedizinische Untersuchung

Wenn Sie bisher noch keine Erfahrung mit sportlichen Aktivitäten hatten oder diese länger als 10 Jahre zurückliegen und Sie über 35 Jahre alt sind, ist eine sportmedizinische Untersuchung empfehlenswert, um eventuelle einschränkende Faktoren auszuschließen.

Wer übergewichtig ist oder auf eine Vorgeschichte an Krankheiten zurückblickt, sollte sich in jedem Fall sportmedizinisch untersuchen lassen.

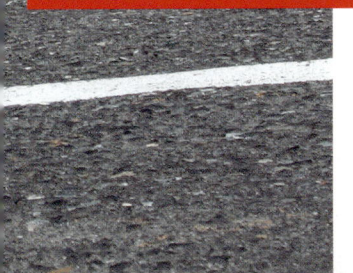

3.1 DIE 18 WICHTIGSTEN TIPPS ZUM EINSTIEG INS LAUFEN

1

Langsam laufen

Starten Sie betont langsam. Entweder zusammen mit erfahrener Begleitung, die Sie bremst oder alleine und dabei sehr vorsichtig beginnen. Zu den größten Anfängerfehlern gehört das zu schnelle Loslaufen. Die meisten laufen zu schnell los und wundern sich, wenn nach wenigen Minuten die Kräfte schwinden. Mit einem Laufpartner zu laufen, ist nur sinnvoll, wenn es jemand ist, der oder die über genügend Erfahrung verfügt, zu beurteilen, ob das Tempo langsam genug ist. Andernfalls kann das Laufen mit anderen eher dazu führen, dass man als Anfänger zu schnell läuft und dass einem entsprechend schnell die Puste ausgeht. Das Motto lautet: Zu langsam gibt es nicht.

2

Sprechen ist erlaubt

Mehr noch: Es ist sogar wichtig, denn damit kontrollieren Sie, ob Sie im richtigen Tempo laufen. So lange Sie sich beim Laufen bequem unterhalten können (bzw. könnten, wenn Sie alleine laufen), befinden Sie sich im optimalen Tempobereich. Diese Regel funktioniert besser als jedes Pulsmessgerät. Ein solches brauchen Sie als Anfänger überhaupt nicht; vielleicht später, sollten Sie tatsächlich einmal Ambitionen bekommen, schneller laufen zu wollen.

3

Gehpausen? Natürlich!

Gehpausen sind das A und O eines Anfängertrainings, denn sie stellen sicher, dass sich der Körper langsam an die ungewohnte Belastung gewöhnt, die das Laufen darstellt, schließlich heben Sie beim Laufen im Gegensatz zum Gehen oder Radfahren oder Schwimmen Ihr gesamtes Körpergewicht bei jedem Schritt vom Boden nach oben. Es gibt übrigens Marathonläufer, die weniger als vier Stunden für die 42,195 km benötigen und das mit einer Lauf-Geh-Methode schaffen, d. h. sie legen regelmäßig Gehpausen ein.

Wie lange laufen?

4

Der Grundsatz lautet: erst die Dauer steigern, dann das Tempo. Blutige Anfänger setzen sich das Ziel, zunächst einmal 30 min unterwegs zu sein mit einer Gehpause (2 min) nach 13 min. In den ersten drei Wochen verkürzen Sie zunächst die Gehpausen bis auf null und versuchen dann, zunächst einmal 35 min und nach vier Wochen 40 min ohne Gehpause zu schaffen.

Wie oft?

5

Optimal ist es, wenn Sie zunächst 2-3 x in der Woche laufen und nach 3-4 Wochen versuchen, an jedem zweiten Tag die Laufschuhe zu schnüren, sodass zwischen den Läufen ein Tag zum Regenerieren liegt. 2 x pro Woche zu laufen ist besser als gar nicht, doch zu wenig, um sichtbare Fortschritte festzustellen. Bei drei- bis viermaligem Training spüren Sie schon recht bald, dass das Laufen leichter fällt und Sie sich schneller erholen. Pro Lauf sollten Sie in den ersten acht Wochen mindestens eine halbe Stunde, aber nicht länger als 45 Minuten unterwegs sein, mit oder ohne Gehpausen.

Pausen sind wichtig

Sportliche Belastung hat keinen Trainingseffekt, wenn dem Körper keine Pause zur Erholung gegönnt wird. Gerade Anfänger und Wiedereinsteiger sollten, auch wenn das Lauftraining noch so leicht fällt, darauf achten, dass zwischen den Lauftagen mindestens ein Pausentag eingehalten wird, damit der Körper regenerieren kann – nur so sind Fortschritte möglich. Nach einem halben Jahr sollte der Trainingseffekt soweit fortgeschritten sein, dass eine leichte Erhöhung der Belastungsdosis problemlos möglich ist. Ein Tag mehr pro Woche wäre ein sinnvoller Schritt, aber zunächst nicht mehr.

Nicht verzagen

7

Es gibt Tage, an denen es nicht gut läuft, im wahrsten Sinne des Wortes. Manchmal lassen sich dafür auch keine plausiblen Gründe finden. Sie haben sich gut erholt, hatten einen Tag Sportpause, fühlten sich auch sonst ganz fit, doch vom ersten Schritt an spüren Sie: Heute ist nicht mein Tag. Keine Sorge: Solche Tage gibt es auch bei erfahrenen Läufern und sogar bei Hochleistungssportlern. Ein Tipp: Machen Sie das Beste daraus. Verzichten Sie darauf, ein Programm wie geplant durchzuziehen, verkürzen Sie es oder lassen Sie es ganz ausfallen und machen Sie einfach einen ruhigen Dauerlauf, so lange Sie sich dabei einigermaßen wohlfühlen. Es bringt nichts, sondern eher den gegenteiligen Effekt, wenn Sie versuchen, gegen Ihr Wohlbefinden zu agieren. Weniger ist mehr – das gilt auch hier wie so oft im Sport.

8

Dehnen und kräftigen

Auch Pausentage lassen sich sinnvoll nutzen, z. B. mit einem Wannenbad, einem Saunabesuch und mit Dehnübungen, die vor allem den Bereich der Hüft-, Oberschenkel- und Wadenmuskulatur betreffen. Von Kräftigungsübungen profitieren Sie in jedem Fall, denn eine trainierte Skelettmuskulatur trägt entscheidend dazu bei, dass jede Form der Belastung besser wirkt und Sie vor Überlastungsbeschwerden geschützt sind. Auch der Laufstil profitiert davon.

9

Länger – weiter – schneller

Pro Lauf sollten Sie in den ersten acht Wochen mindestens eine halbe Stunde, aber nicht länger als 45 min unterwegs sein, mit oder ohne Gehpausen. Schließlich müssen sich Ihre Muskeln und Gelenke erst an die ungewohnte Belastung gewöhnen, Überlastungsbeschwerden könnten sonst die Folge sein. Steigern Sie danach die Laufdauer um 5 min pro Woche, bis Sie eine Stunde am Stück schaffen. Jetzt ist es an der Zeit, etwas für das Lauftempo zu tun – wenn Sie das wollen, wohlgemerkt, sei es, dass Sie die Teilnahme an einem Wettkampf anstreben oder einfach ein bisschen schneller laufen wollen.

10

Müde – schlapp – lustlos

Sie hatten sich vorgenommen, heute zu laufen, fühlen sich aber müde, schlapp und lustlos? Keine Sorge, diese Erfahrung machen sogar erfahrene Läuferinnen und Läufer ab und zu. Sie müssen ja nicht das eigentlich geplante Laufprogramm auf Gedeih und Verderb durchziehen, im Gegenteil: Lassen Sie an diesem Tag die Vorsätze zu Hause und traben Sie einfach ganz leicht los. Machen Sie Gehpausen, wenn Ihnen danach zumute ist. Sich bewegen, ist besser, als nichts zu tun, und an der frischen Luft kommt sogar manchmal verloren geglaubte Energie wieder zurück.

Morgens, mittags oder abends?

Wann Sie laufen, hängt ab vom Zeitbudget, das Ihnen zur Verfügung steht. Für eine berufstätige Mutter, die zu Hause Kinder zu versorgen hat, ist es eine echte Herausforderung, Zeit zum Laufen zu finden, während sich ein Single mit normalem Arbeitstag die Zeit zum Laufen in der Regel bequem aussuchen kann. Morgenmuffeln wird es schwerfallen, vor der Arbeit zu laufen, andere schätzen dies als Frischmacher für den gesamten Tag. Ein guter Kompromiss kann der Lauf in der Mittagspause sein, wenn dies der Chef und die Infrastruktur zulassen (Umkleide-/Duschmöglichkeit, Laufstrecke). Die meisten Läuferinnen und Läufer sind am Spätnachmittag oder am frühen Abend unterwegs. Ein Laufband zu Hause im Keller ist eine weitere Möglichkeit (auch für Eltern mit Kleinkindern) und bietet Abwechslung, ganz abgesehen davon, dass man damit im Winter den dunklen Abenden entgehen kann.

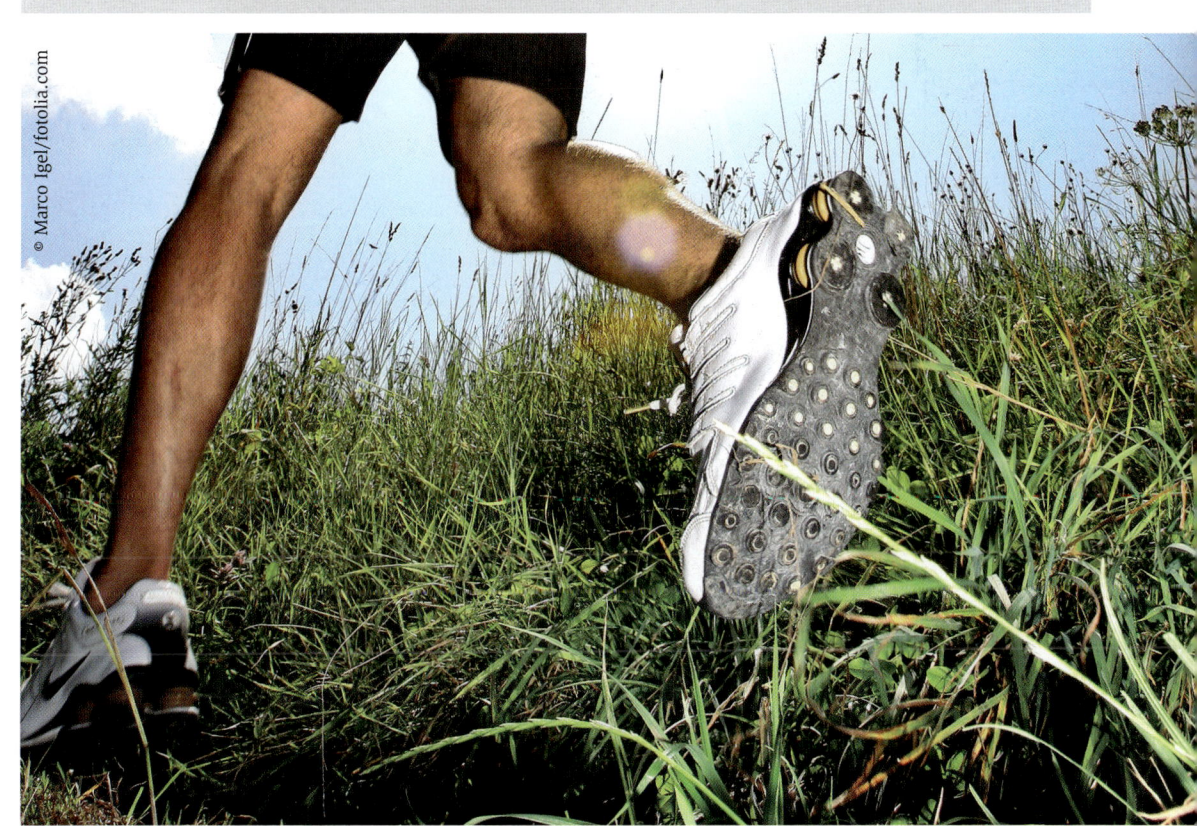

© Marco Igel/fotolia.com

12 Laufstrecke

Ideal und am einfachsten ist es, von zu Hause loszulaufen. So verlieren Sie keine Zeit mit An- und Abfahrt. Nicht jeder hat allerdings traumhafte Laufstrecken vor der Haustür, und wer mit dem Laufen beginnt, sollte auch möglichst dort laufen, wo auch die Umgebung dazu einlädt. Ein Park oder ein Wald mit gut belaufbaren Wegen macht das Laufen erst zu dem letztlich entspannenden Vergnügen, das so viele positive Effekte auf die Gesundheit hat. Am besten suchen Sie sich eine flache Laufstrecke aus. Lassen sich Steigungen nicht vermeiden, reduzieren Sie das Tempo oder machen Sie auf diesen Passagen eine Gehpause. Wenn Sie in der Lage sind, 45 Minuten am Stück zu laufen, sind auch geringfügige Steigungen kein Grund mehr für eine Gehpause.

13 Laufstil

Der Laufstil sollte Sie als Anfänger zunächst überhaupt nicht beschäftigen. Er kann eventuell später zum Thema werden, z. B. wenn Sie Ambitionen bekommen, bei Wettkämpfen teilzunehmen. Hier einige Tipps, die Ihre Laufökonomie verbessern: Der Schritt sollte nicht zu lang sein. Die Richtlinie lautet: Lieber zu kurze als zu lange Schritte, denn sonst ergibt sich kein rundes Laufen und Sie verschwenden Ihre Kräfte. Die Arme pendeln locker seitlich, nicht vor dem Körper und nicht zu hoch. Die Hände sind offen und nicht zur Faust geballt.

14 Richtig Atmen

Machen Sie sich keine Gedanken über das Atmen, denn es stellt sich ganz von selbst ein. Wichtig ist lediglich, dass Sie kräftig ausatmen, der Rest geschieht automatisch. Atemregeln, sollten Sie davon erzählt bekommen, können Sie vergessen. Üben Sie zu Hause die tiefe Bauchatmung: Legen Sie sich auf den Rücken und platzieren Sie ein großes Buch auf dem Bauch. Beim Ein- und Ausatmen hebt und senkt sich das Buch, dann atmen Sie richtig. Falsch ist die flache Brustatmung.

Seitenstechen

15

Beim Einsetzen von Seitenstechen vom Lauf- in den Gehschritt fallen oder bleiben Sie stehen. Strecken Sie die Arme nach oben, atmen Sie tief ein und beugen Sie den Oberkörper nach vorne, wenn Sie ausatmen. Praktizieren Sie dies mehrmals und beginnen Sie zunächst zu gehen, drücken Sie dabei die Hand in die entsprechende Seite. Nach mehrfachem Ein- und Ausatmen beginnen Sie ganz langsam wieder zu laufen.

Extreme Temperaturen

16

Bei Temperaturen von mehr als 30° C, zumal bei hoher Luftfeuchtigkeit, kann ein Lauftraining auch einmal ausfallen bzw. kürzer ausfallen. Steigen die Höchsttemperaturen mehrere Tage auf derartige Werte, ist es sinnvoll, morgens früh zu laufen. Wenn es im Winter kälter als -10° C ist, kann dies vor allem bei Menschen, die anfällig für Atemwegserkrankungen sind, Reizerscheinungen provozieren.

Abnehmen

17

Wenn Sie sich vorgenommen haben zu laufen, um abzunehmen, sollte Ihnen eines klar sein: Allein mit Laufen funktioniert das nicht, dafür wird beim Laufen zu wenig Energie verbraucht. Zum Abnehmen muss unbedingt das Essverhalten verändert werden, erst dann lassen sich in Zusammenhang mit sportlicher Aktivität nachhaltige Erfolge erzielen. Laufen bzw. sportliche Aktivität kurbelt den Stoffwechsel an, sorgt für einen höheren Grundumsatz (im Ruhezustand) und beeinflusst das Hungergefühl positiv. Wer abnehmen will, muss für einen negativen Energiehaushalt sorgen, d. h., es müssen mehr Kalorien verbrannt als zugeführt werden. Mit Laufen alleine wäre dies nur möglich, wenn man sehr lange Zeit unterwegs ist, doch dies würde den Muskel- und Gelenkapparat zu sehr belasten. Ausnahmen sind Ultralangstreckenläufer, zu deren Trainingsprogramm sehr lange Läufe zählen oder erfahrene Läufer, die z. B. eine Stunde in hohem Tempo laufen können. Dabei werden dann bis zu 1.500 kcal verbrannt, je nach Körpergewicht und Laufgeschwindigkeit. Eine halbe Stunde langsames Joggen sorgt für einen Verbrauch von kaum mehr als 300-400 kcal. Zum effektiven und nachhaltigen Abnehmen konsultieren Sie am besten einen Ernährungsberater.

Essen und Trinken

Ballaststoffe sind wichtig für eine gesunde Ernährung, nur vor dem Laufen sollten sie gemieden werden, sonst drohen Zwangspausen, weil sich der Darm regt. Bis eine Stunde vor dem Lauf können Sie problemlos leichte Kost zu sich nehmen, eine reife Banane, eine Scheibe Toast mit Honig oder ein fettfreier Energieriegel. Am besten den Tag hindurch regelmäßig kleine Portionen Wasser trinken, dann sind Sie ausreichend hydriert, wenn Sie loslaufen und brauchen während des Laufens nichts mehr zu trinken, auch nicht bei warmen Temperaturen. Nur wenn der Lauf länger als eine Stunde dauert und es warm ist, kann eine Erfrischungs- oder kurze Trinkpause angebracht sein. Nach dem Laufen ist Saftschorle, Malzbier oder alkoholfreies Bier eine gute Flüssigkeitsquelle.

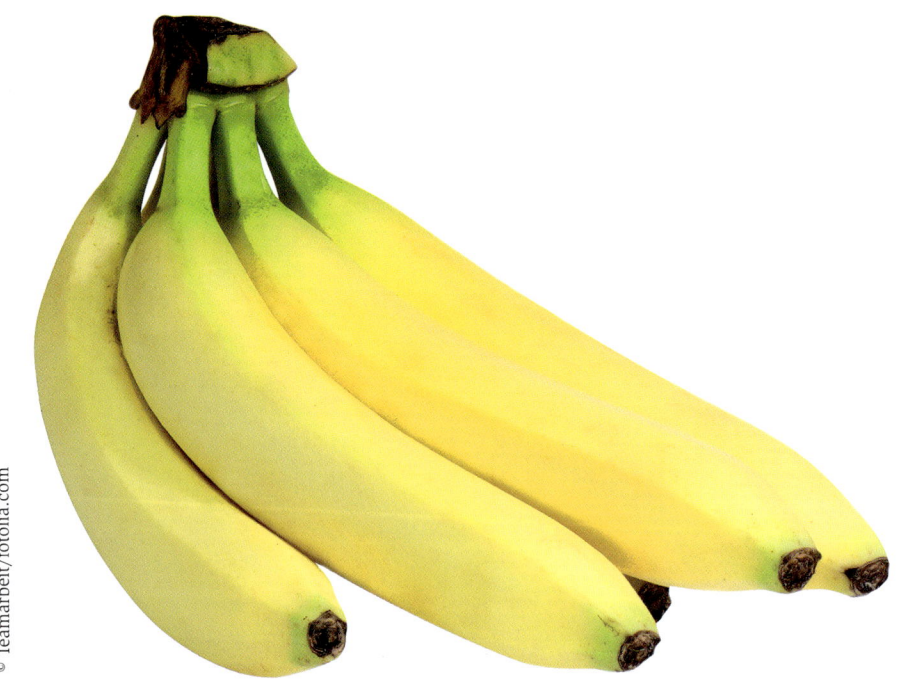

© Teamarbeit/fotolia.com

3.2 MOTIVATION: SO BLEIBEN SIE AM BALL

Ich will, ich muss, ich sollte eigentlich – an Einsicht ist kein Mangel, doch allein es fehlt der letzte Antrieb. Ausreden gibt es viele: zu warm, zu kalt, zu windig, zu nass, zu müde. Besinnen Sie sich in solchen Momenten darauf, was Sie ursprünglich auf die Idee brachte, es mit dem Laufen zu versuchen bzw. wieder einmal die Laufschuhe zu schnüren. Sie fühlten sich immer öfter schwerfällig, müde, antriebslos, Sie schliefen schlecht und kamen nach wenigen Treppenstufen ins Schwitzen, atmeten heftig. Höchste Zeit, dies zu ändern, sagten Sie sich, und hier sind einige Tipps, wie Sie sich zusätzlich motivieren:

Verabreden Sie sich mit jemandem,

dann fühlen Sie sich eher verpflichtet, diese Verabredung einzuhalten. Als Anfänger oder Wiedereinsteiger beachten Sie, dass diese Person jemand ist, der Rücksicht nimmt und Sie das Lauftempo bestimmen lässt. Am besten organisieren Sie sich mehr als einen Laufpartner, sagen wir zwei bis drei, mit denen Sie sich jeweils zum Laufen verabreden; d. h., Sie verabreden sich jeweils mit einem dieser Laufpartner. Später, wenn Sie erste Fortschritte gemacht haben, wird das Thema „alleine oder in der Gruppe" aktuell.

Gehen Sie 1 x pro Woche zu einem Lauftreff. Dabei finden sich Läuferinnen und Läufer an einem festen Ort zusammen und laufen in verschiedenen Gruppen, unterteilt nach Leistungsstärke. Oft gibt es dabei auch geleitete Anfängergruppen. Ein Verzeichnis über Lauftreffs in Deutschland gibt es unter www.lauftreff.de

Kaufen Sie neue Laufschuhe und Laufbekleidung, dann wollen Sie diese auch benutzen. Als Erstes besorgen Sie sich richtige Laufschuhe. Als preisgünstige Sportaktivität sind Laufschuhe die wichtigste Anschaffung. Mit anderen, zumal ausgelatschten Sportschuhen macht das Laufen keinen Spaß, mehr noch: Beschwerden sind vorprogrammiert.

Abonnieren Sie ein Laufmagazin,

denn hier finden Sie jeden Monat die Bestätigung, dass Sie sich mit Laufen auf der richtigen Spur befinden. Außerdem werden hier alle möglichen Fragen beantwortet und Themen behandelt, die alle interessieren, die sich regelmäßig im Laufschritt fortbewegen, von Trainingstipps bis zur optimalen Ernährung für Freizeitsportler. Das Laufmagazin RUNNER'S WORLD bietet eine ideale Themenmischung, mit der gerade Laufanfänger bestens bedient sind.

Führen Sie ein Tagebuch

Darin tragen Sie ein, wie lange Sie unterwegs waren, wie viele Pausen Sie gemacht haben und wie lang diese Pausen waren. So lassen sich im Rückblick Fortschritte auf einen Blick erkennen.

Markieren Sie Ihr Training in einem Übersichtskalender,

den Sie gut sichtbar anbringen, an der Wand hinter dem Schreibtisch zum Beispiel oder an der Kühlschranktür. Es handelt sich dabei um einen Monats- oder Jahreskalender.

Bleiben Sie dabei

Auch Profis oder routinierte Läufer absolvieren ihr Training selten genau so, wie sie es geplant haben. Sie passen es den individuellen und am Tag X bestehenden Gegebenheiten an. Ihnen wird es genauso gehen. So lange Sie dabei aber das große Ganze nicht aus dem Auge verlieren, ist dies kein Problem. Konsequenz ist das Wichtigste, wenn Ihr Training Wirkung zeigen soll.

Wenn Sie es einmal nicht schaffen,

das geplante Programm zu absolvieren, z. B. 5 x 5 min Laufen mit jeweils 3 min Gehpausen dazwischen, und beim dritten Mal 5 min Laufen nach 4 min außer Puste oder total schlapp sind, dann lassen Sie es bleiben für diesen Tag und gehen einfach die verbleibende Restzeit. Woran es auch immer gelegen haben mag, beim nächsten Mal klappt es wieder. Auch Profis haben Tage, an denen es nicht so läuft, wie erwartet. Etwas übers Knie zu brechen, bringt keinen Trainingseffekt, im Gegenteil.

3.3 AUSREDEN GIBT ES NICHT (AUSNAHMEN BESTÄTIGEN DIESE REGEL)

„Ich kann nicht laufen, weil ich völlig unfit bin, dazu wiege ich zu viel und außerdem bin ich noch nie gelaufen."

Wenn dies ein guter Grund wäre, nicht zu laufen, würden heute nicht Millionen Menschen durch die Gegend joggen, denn diese Ausrede würde auf ziemlich viele zutreffen. Jeder kann laufen (oder sagen wir: nahezu jeder). Laufen kann man in jeder körperlichen Verfassung, es sei denn, jemand ist extrem übergewichtig (dann sollte er zunächst besser gehen und mit dem Rad fahren). Laufen kann man in jedem Alter beginnen, auch noch mit 70, dafür gibt es jede Menge guter Beispiele. Das Einzige, was zu beachten ist: Nehmen Sie sich die Zeit dazu und bleiben Sie dabei.

„Ich muss mich erst vom Arzt untersuchen lassen."

Wer mit dem Laufen beginnt, sollte sich untersuchen lassen, wenn er über 40 ist (Frauen, wenn sie über 45 sind) sowie wenn schon gesundheitliche Probleme aufgetreten sind und wenn Herzrisikofaktoren existieren (Fälle in der Familie). Wer noch nie im Leben sportlich aktiv war, sollte sich auch sportmedizinisch untersuchen lassen, wenn er unter 40 ist.

„Es ist mir zu zeitraubend."

Bei allem Verständnis für Ausreden – diese zählt wirklich nicht, denn es gibt wohl keine Ausdaueraktivität, die weniger zeitaufwendig bzw. so effektiv ist wie das Laufen. Laufschuhe schnüren und los geht's – und in einer halben Stunde lässt sich ein durchaus achtbares Pensum absolvieren, und wenn Sie das 3 x pro Woche oder (umso besser) öfter tun, sorgen Sie erheblich für Ihre Gesundheit.

„Ich habe es schon mehrfach probiert, aber ich gebe immer wieder auf."

Die schlechte Erfahrung liegt vermutlich im zu hohen Tempo begründet, einem der häufigsten Anfängerfehler. Wer zu schnell losläuft, dem geht bald die Luft aus, die Atemfrequenz steigt an und schon bald geht nichts mehr und man muss aufhören, weil man das Limit schon erreicht hat. Stattdessen ist es wichtig, so langsam wie möglich zu beginnen und auf diese Weise nicht nur Kräfte zu sparen, sondern auch in einen Laufrhythmus zu kommen, der ein deutlich längeres Laufen in diesem niedrigen Tempo ermöglicht. Eine Kombination von Lauf- und Gehpassagen ist eine weitere gute Möglichkeit, den Körper Schritt für Schritt an die ungewohnte Bewegungsform zu gewöhnen.

„Ich fühle mich nicht gut, habe Gliederschmerzen und erhöhte Temperatur."

In solchen Situationen ist es richtig, nicht zu laufen, denn wer sich mit einer Infektion körperlichen Belastungen aussetzt, riskiert eine Herzmuskelentzündung, und die kann erhebliche gesundheitliche Probleme mit sich bringen, von Herzrhythmusstörungen bis zum plötzlichen Herztod.

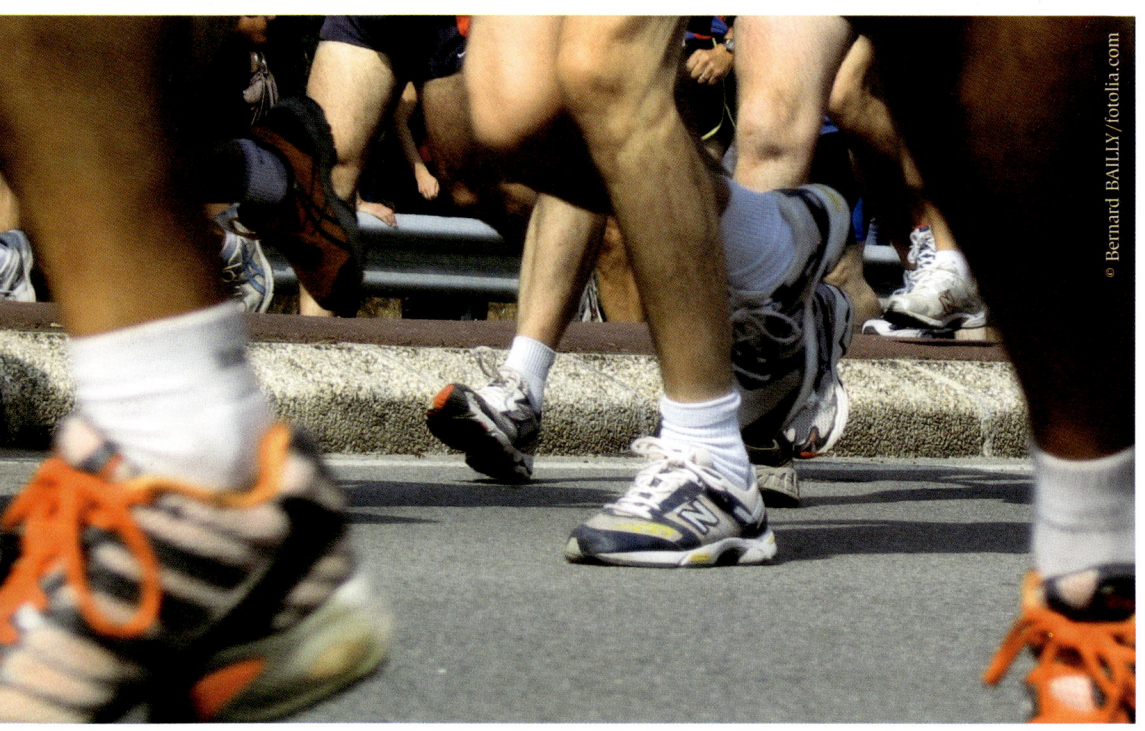

© Bernard BAILLY/fotolia.com

3.4 AUSRÜSTUNG: WAS SIE ALS LAUF-ANFÄNGER UNBEDINGT BRAUCHEN (UND WAS NICHT)

Wer regelmäßig läuft, also mindestens 2-3 x pro Woche, benötigt eine spezielle Laufausrüstung. Es geht dabei in erster Linie um den Komfort und die Vorbeugung vor Verletzungen, aber auch um Motivation, denn wer sich neu ausrüstet, ist auch besser motiviert, die Ausrüstung anzuwenden.

Das Wichtigste: Laufschuhe

Für alle, die mit dem Laufen beginnen, gilt: Laufschuhe sind das Wichtigste, wenn es um die Laufausrüstung geht. Man kann zwar auch in Hallenschuhen oder anderen Sportschuhen laufen, doch wer erst einmal in Laufschuhen gelaufen ist, weiß den Unterschied zu schätzen – Ihre Muskeln und Gelenke übrigens auch. Wenn Sie mit beliebigen Sportschuhen laufen, provozieren Sie geradezu Beschwerden und Verletzungsprobleme. Laufschuhe werden in unterschiedlichen Versionen angeboten und bieten für viele verschiedene individuelle Ausprägungen (Gewicht, Laufstil, Fußform) jeweils den passenden Schuh. Die Kosten für ein Paar Laufschuhe belaufen sich auf 100-200,- €. Preiswertere Schuhe lassen oft die nötige Qualität vermissen. Am besten beraten wird man in speziellen Laufgeschäften. Anfänger kommen zunächst mit einem Paar Laufschuhe aus. Optimal ist es allerdings, dazu ein zweites Paar (nicht dasselbe Modell) zur Abwechslung zu benutzen, um andere Impulse wirken zu lassen. Ein Laufschuh hält rund 1.000 Kilometer, dann schwinden die Dämpfungseigenschaften der Zwischensohle.

Bekleidung: Auf die Faser kommt es an

Die Laufbekleidung sollte aus Funktionsmaterial bestehen (Kunstfasern). Es ist leicht, reibt nicht und saugt sich nicht mit Feuchtigkeit voll, wie dies bei Baumwolle der Fall ist, sondern leitet Feuchtigkeit von der Haut weg an die Außenseite des Materials. Spezielle Laufsocken sollen dafür sorgen, dass sich keine Fußblasen bilden. Bei milden bis warmen Temperaturen reichen meist Shorts und ein T-Shirt. Wenn es kühler wird, bei Regen und Wind sowie erst recht bei Kälte, ist die Auswahl der Bekleidung etwas komplexer. Kappe und Handschuhe sind bei kühlen Temperaturen (und bei Wind) unerlässlich, eine Laufweste in Kombination mit einem Langarmshirt ist die halbe Miete. Bei Dauerregen ist eine Laufjacke von Vorteil, darunter wird nur ein Langarmfunktionshemd getragen.

Pulsmesser, GPS und andere Spielereien

Auf technische Hilfen wie Pulsmesser oder Distanz- und Geschwindigkeitsmesser (GPS) können Sie als Anfänger zunächst getrost verzichten, denn dies wird Sie eher vom Kern des Themas ablenken, als dass es Ihnen weiterhilft. Doch wenn Sie keinesfalls auf Ihren MP3-Player verzichten können, dann nehmen Sie ihn mit. Vielen hilft er als Ablenkung, doch sollte dabei der Aspekt der Verkehrssicherheit nicht außer Acht gelassen werden. Ein Pulsmessgerät kann Ihnen in einem späteren, fortgeschrittenen Stadium durchaus von Nutzen sein, doch in dieser Anfangsphase sollten Sie zunächst lernen, Ihren Körper zu spüren, d. h. Herzschlag und Atmung im Verhältnis zur Laufbewegung und den Gehpausen. Wer vom ersten Schritt an mit einem Pulsmessgerät läuft, verliert das gesunde Gefühl für die Belastung, der man sich unterzieht.

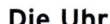

Die Uhr

Sie ist neben dem Laufschuh das wichtigste Utensil, das Sie als Anfänger brauchen. Hier reicht eine einfache Digitalvariante mit Plastikgehäuse (feuchtigkeitsresistent), eventuell mit Stoppfunktion, damit Sie Ihre Laufzeit bzw. die Gehpausen exakt bemessen können. Solche Uhren sind schon für wenige Euro im Warenhaus erhältlich.

Ein ausführliches Kapitel (Kap. 6) zum Thema „Ausrüstung" finden Sie ab S. 47ff.

3.5 ESSEN UND TRINKEN FÜR ANFÄNGER

Wenn Sie deshalb mit dem Laufen beginnen, weil Sie sich dadurch versprechen, abzunehmen, sollten Sie sich von vornherein darüber im Klaren sein, dass mit Laufen allein zwar Kalorien verbrannt werden, dies jedoch im Vergleich zur Kalorienmenge, die Sie durch Essen zu sich nehmen, einen Bruchteil ausmacht. Eine halbe Stunde in gemütlichem Lauftempo von 6-7 min pro km sorgt je nach Körpergewicht für einen Kilokalorienverbrauch von lediglich etwa 250-350. Dazu kommt, dass Sie als Laufanfänger zunächst Muskeln aufbauen (Beine) und dies sogar in den ersten Wochen zu einer (wenn auch geringen) Gewichtszunahme führen kann. Andererseits gilt auch: Der Grundumsatz an Kalorien pro Tag ist bei sportlich aktiven Menschen durch die trainierten Muskeln deutlich höher als bei Menschen, die nicht aktiv sind.

Mit Laufen (oder anderem Sport) alleine werden Sie also nicht abnehmen, es sei denn, Sie wiegen 120 kg und fangen an, Sport zu treiben. Laufen hilft Ihnen allerdings dabei, abzunehmen, da es die Stoffwechselvorgänge verbessert, das Hungergefühl stabilisiert und zusammen mit bewusster Ernährung zu einer negativen Kalorienbilanz führen kann. Neben dem Ausgangsgewicht (bevor man sportlich aktiv wird) haben noch andere Faktoren Einfluss auf den Stoffwechsel, z. B. das Alter, die Zusammensetzung, die Häufigkeit und vor allem die Menge des Essens, die man zu sich nimmt.

Vor dem Laufen sollten Sie nur leicht Verdauliches zu sich nehmen, vorsichtshalber sollte dies mindestens zwei Stunden vor dem Lauf erfolgen. Vermeiden Sie dabei schwer verdauliches Essen bzw. fette und blähende Speisen (Schnitzel, Kohl, Linsen usw.) sowie Ballaststoffe (Müsli, Obst, Vollkornprodukte).

Vorzugsweise essen Sie ein bis zwei Scheiben Weißbrot (Toast) oder einen Energieriegel.

© Viktor/fotolia.com

Trinken: **Vor** dem Lauf trinken Sie nicht mehr als einen Viertelliter Leitungswasser eine halbe Stunde, bevor Sie starten. Wer nicht länger als 30-50 min unterwegs ist, benötigt kein besonderes Sportgetränk. Meiden Sie kohlensäurehaltige Getränke.

Trinken **beim** Laufen: Auch bei sehr warmen Temperaturen ist es nicht nötig, Wasser oder ein Sportgetränk beim Laufen zu sich zu nehmen, wenn der Lauf nicht länger als 30-50 min dauert.

Nach dem Lauf essen Sie einen Energieriegel, wenn Sie Hunger haben. Für fortgeschrittene Läufer und solche, die Wettkämpfe bestreiten und entsprechend mehr und intensiver trainieren, gilt: In den zwei Stunden nach sportlicher Belastung lassen sich die geleerten Energiespeicher des Körpers besonders effektiv wiederauffüllen.

Trinken **nach** dem Lauf: Obstsaftschorlen oder Wasser eignen sich bestens zum Wiederauffüllen der Flüssigkeitsspeicher. Obstsaftschorlen enthalten neben dem Wasseranteil auch einige Kohlenhydrate.

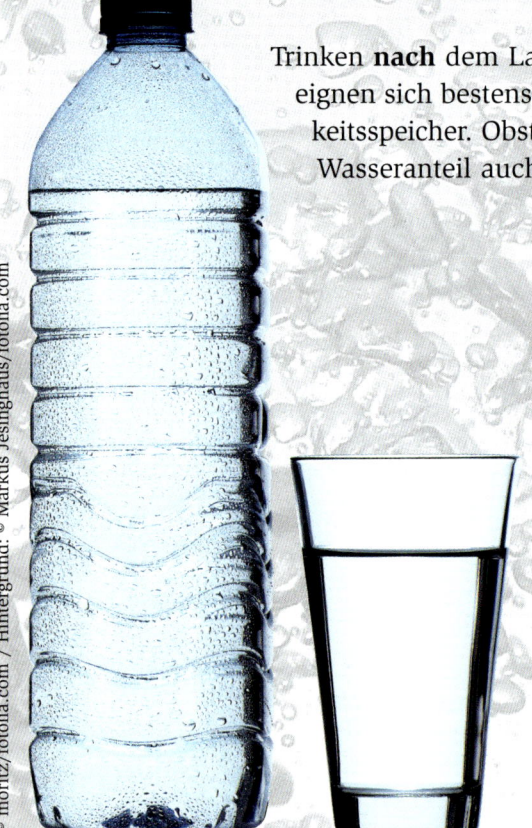

3.6 IST LAUFEN GEFÄHRLICH?

Nein – es sei denn, Sie gehören zu den Menschen, die lieber zu Hause bleiben, weil sie fürchten, von einem Auto überfahren zu werden. Doch im Ernst: Laufen zählt nicht gerade zu den verletzungsträchtigsten sportlichen Aktivitäten und, wie immer, kommt es auf die richtige Dosis an. Wer zu schnell zu viel macht, läuft Gefahr, sich Überlastungsbeschwerden „einzufangen". Der häufigste Anfängerfehler ist ein Zuviel an Umfang und Intensität. Dabei sind Überlastungsbeschwerden nahezu vorprogrammiert, schließlich wollen Muskeln, Bänder und Gelenke erst einmal an die ungewohnte Mehrbelastung gewöhnt werden. Besonders Quereinsteiger und talentierte Anfänger ohne Übergewicht sind gefährdet, da sie aus dem Stand mit einem Niveau antreten, das bislang eher unsportliche Anfänger erst nach vielen Wochen erreichen.

Muskelkater

Muskelkater ist gut, denn dadurch zeigt sich, dass eine bisher ungewohnte Belastung erfolgt ist. Vor ihm ist keiner gefeit, auch Läufer mit langjähriger Erfahrung bekommen Muskelkater, wenn sie bisher ungewohnte Belastungen erlebt haben oder nach einer Pause wieder mit dem Laufen beginnen. Eiskaltes Wasser (über die Beine) bzw. Wechselbäder (heiß-kalt) nach dem Sport sorgen dafür, dass der Muskelkater nicht zu stark ausfällt. Abzuraten ist von der Unsitte, Schmerztabletten dagegen zu nehmen, wie dies sogar mancherorts empfohlen wird. Mag sein, dass dies den Schmerz lindert, doch erstens sind Nebenwirkungen nicht auszuschließen und zweitens entwickeln Sie auf diese Weise niemals ein gesundes Körpergefühl.

Dehnen

Stretchingübungen für die Unter- und Oberschenkelmuskulatur sollten Sie nach dem Laufen durchführen, nicht vorher, weil die Muskulatur dann gut durchblutet ist („aufgewärmt"). Oder abends zu Hause. 10-15 min genügen. Die besten Übungen sowie Anleitungen dazu finden Sie auf *www.runnersworld.de* (Training/Link Stretching).

3.7 WAS TUN, WENN BEIM LAUFEN ... WICHTIGE TIPPS FÜR JEDE SITUATION

... ein Muskelkrampf auftritt, z. B. in der Wade?

Nicht weiterlaufen, suchen Sie einen Platz, wo Sie sich setzen können (notfalls auf den Boden). Drücken Sie kräftig 15 s lang mit der Hand auf die betroffene Stelle (nicht massieren), dann dehnen Sie den Muskel leicht. Wiederholen Sie diese Prozedur so lange, bis sich der Muskel besser anfühlt. Gehen Sie zunächst ein paar Schritte und versuchen Sie dann, wieder in den Laufschritt zu fallen.

... sich eine Blase am Fuß bildet?

Fußblasen machen sich in ihrem Entstehen durch Brennen bemerkbar. Wenn es nicht möglich ist, die Stelle mit Tape großflächig abzukleben, weil Sie zu weit entfernt von zu Hause oder Ihrem Auto sind, versuchen Sie, das Problem dadurch zu lösen, dass Sie die Schnürung Ihrer Laufschuhe neu einstellen. Je nachdem, wo sich die betroffene Stelle befindet: Schnüren Sie die Laufschuhe enger, um das Scheuern zu stoppen oder zu mindern oder lockern Sie die Schnürung, um den Druck auf die betroffene Stelle zu mindern.

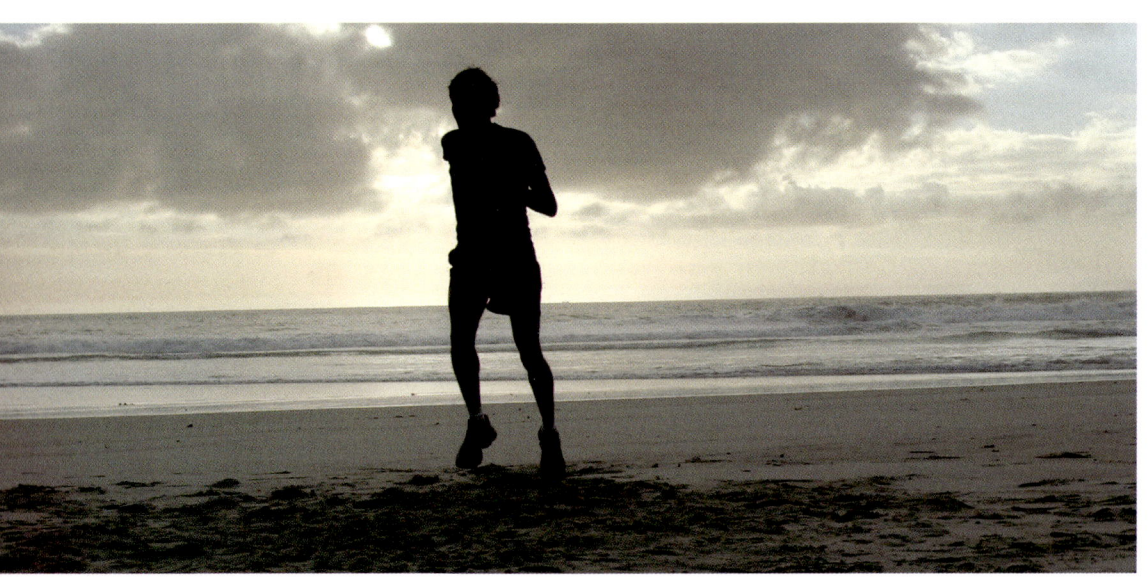

... Seitenstechen einsetzt?

Stellen Sie fest, welcher Fuß (links oder rechts) den Boden berührt, wenn Sie ein- bzw. ausatmen. Entsprechend ändern Sie dieses Muster. Wenn Sie mit dem rechten Fuß auftraten beim Einatmen, ändern Sie dies und atmen Sie ein, wenn Sie mit dem linken Fuß auftreten. Sollte dies nicht weiterhelfen, gehen Sie und strecken beide Arme über Kopf aus. Bleiben Sie stehen und beugen Sie sich in dieser Haltung auf die dem Stechen gegenüberliegende Seite.

... das Fußgelenk übertreten wird?

Zunächst nicht weiterlaufen, sondern versuchen zu gehen. Wenn der erste Schmerz verflogen ist und es tolerierbar ist, fallen Sie wieder in den Laufschritt und laufen auf dem kürzesten Weg zum Ziel. Möglichst schnell mit Eis bzw. kaltem Wasser behandeln. Wenn es jedoch beim Laufen weiterhin stark schmerzt, gehen Sie einfach. Sollte auch dies nur mit großen Schmerzen verbunden sein, sollten Sie den Fuß nicht weiter belasten und Hilfe holen. Im einfacheren Fall handelt es sich um eine Bänderüberdehnung, im schlechtesten Fall ist etwas gebrochen. Schwillt der Fuß danach stark an, sollten Sie einen Arzt rufen.

Nicht laufen sollten Sie, wenn ...

... Sie einen Infekt haben, sich aus diesem Grunde schlapp fühlen oder wenn Sie gar Fieber haben. Alternative: keine.

... Sie sich unwohl fühlen, der Ruhepuls deutlich höher ist als sonst. Alternative: keine.

... ein Gewitter aufzieht, das in Kürze losbricht. Vor allem in ländlichen Gebieten, wenn es keine Unterstellmöglichkeiten gibt, sollte man sich nicht im Freien bewegen. Alternative: Laufband.

... Straßen und Wege vereist sind. Die Sturzgefahr steht in keinem Verhältnis zum positiven Effekt. Alternative: Laufband.

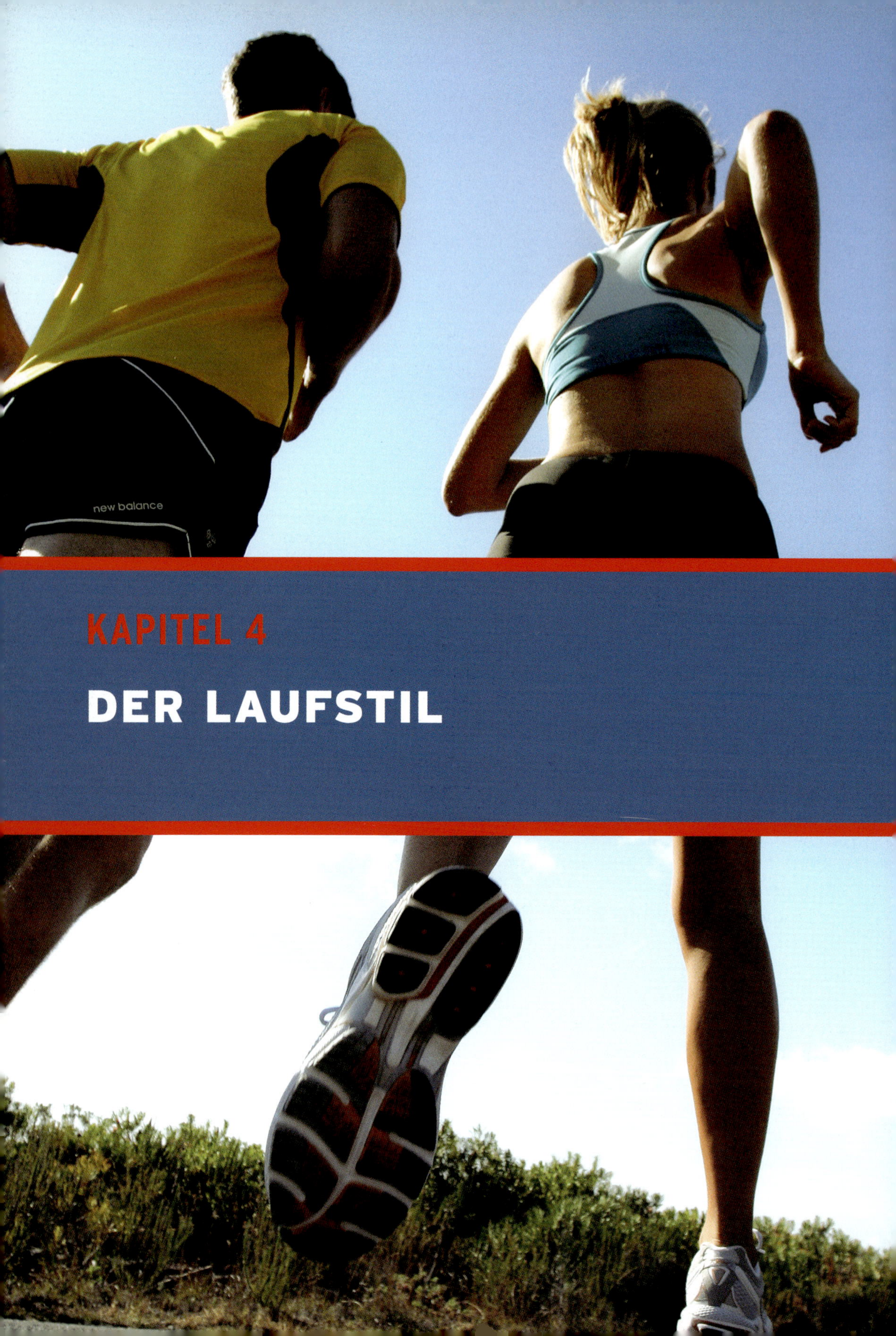

KAPITEL 4

DER LAUFSTIL

Ja – es gibt den perfekten Laufstil, und nein – dies kann nicht das wichtigste Ziel Ihrer Bemühungen als Freizeitläufer sein. Profis haben teilweise einen Laufstil, der sie scheinbar schwerelos dahingleiten ließ, doch auch solch erfahrene und talentierte Läuferinnen und Läufer unterscheiden sich in ihrem jeweiligen individuellen Laufstil erheblich. Gute Mittelstreckenläufer, die auch auf ihren Spezialstrecken in hohem Tempo unterwegs sind, demonstrieren am besten die Ästhetik der Streckphase des Abstoßbeins bei jedem Schritt und wie die Armbewegung die Körperhaltung bzw. den Laufstil effektiv unterstützt.

Es gibt Läufer mit gutem Laufstil und solche, bei denen die Ästhetik zu wünschen übrig lässt. Wer nicht rund und flüssig läuft, verbraucht mehr Energie und ermüdet entsprechend früher. Doch Beispiele aus dem Spitzensport spenden Trost, zeigen sie doch, dass auch Läuferinnen und Läufer mit einem eckigen und Energie verschwendenden Laufstil höchst erfolgreich sein können. Emil Zatopek, genannt „die tschechische Lokomotive", krampfte sich Runde um Runde ins Ziel und gewann 1952 auf diese Art drei olympische Goldmedaillen über 5.000 m und 10.000 m sowie im Marathon. Und die Marathonweltrekordlerin Paula Radcliffe gewinnt auch keinen Preis für den schönsten Laufstil mit dem für sie typischen Kopf- und Armeinsatz.

Beim Laufstil geht es vor allem darum, nicht unnötig Kraft zu verschwenden und Überlastungsbeschwerden bzw. Verletzungen zu vermeiden, denn nicht selten sind diese einem schlechten Laufstil geschuldet.

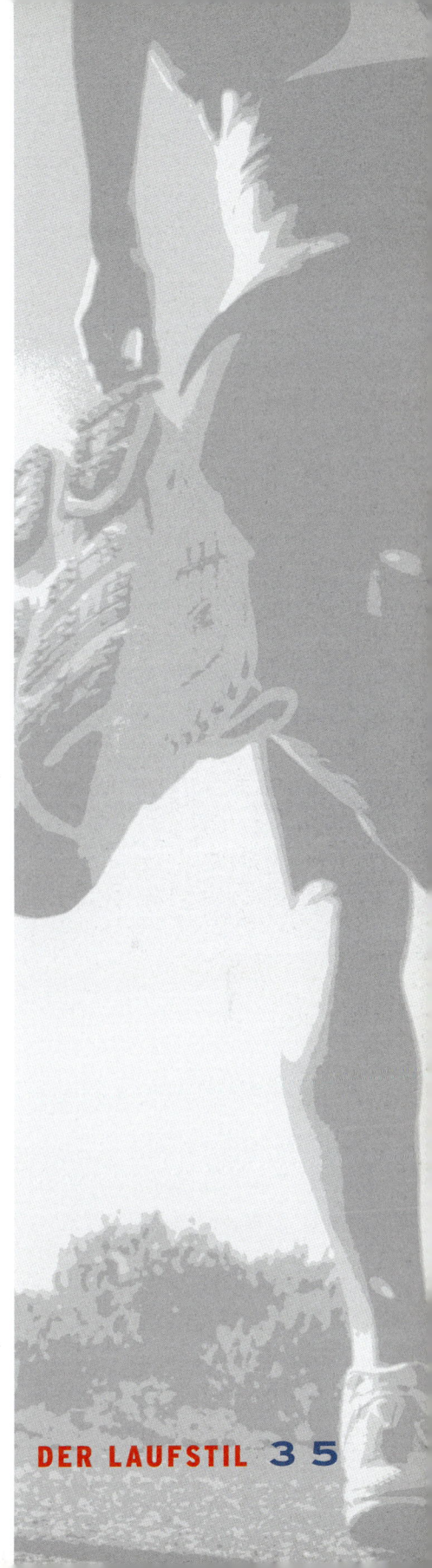

4.1 DAS ABC DES GUTEN LAUFSTILS

- Aufrechte Haltung, weder Hohlkreuz noch Buckelhaltung, die Schultern sind locker und entspannt.

- Die Arme pendeln hauptsächlich seitwärts und korrelieren auf natürliche Weise mit der Beinbewegung, wobei die Pendelbewegung vor dem Körper nie weiter als bis zur senkrechten Bauchnabelachse reicht und maximal in Brusthöhe. Nur beim sehr schnellen Laufen bzw. beim Sprint schwingen die Arme deutlich höher aus, sogar über Schulterhöhe.

- Die Hände sind offen, locker und nicht zur Faust geballt.

- Keine langen Schritte, nicht springen. Das Motto: lieber kleinere als zu lange Schritte, das spart Kraft. Hintergrund: bei jedem Schritt kurz vor der (gedachten) Körperachse (Körperschwerpunkt) aufkommen. Die Schritt-länge wird automatisch größer mit zunehmender Leistungsfähigkeit (und der damit verbundenen, besser ausgebildeten Beinmuskulatur).

- Eine Hauptrolle beim Laufstil spielt die Hüfte: sie wird bei jedem Schritt nach vorne gebracht, ohne dass man dabei ins Hohlkreuz fällt. Hauptfehler vieler Läufer, vor allem wenn sie schon eine Weile unterwegs und entsprechend müde sind: Sie „sitzen" im Schritt, was abgesehen von der fehlenden Dynamik auch zu Überlastungsbeschwerden führen kann.

- Schrittlänge: Lieber zu kurze als zu lange Schritte, so die generelle Regel.

- Wenn Sie schneller laufen wollen, erhöhen Sie die Schrittfrequenz, nicht die Schrittlänge – die steigert sich automatisch.

- Beim Bergauflaufen wird der Schritt deutlich kürzer, die Arme pendeln dafür stärker.

- Beim Bergablaufen lange Schritte vermeiden; mit kurzen Schritten und bewusst leicht nach vorne gebeugtem Oberkörper federn Sie den Aufprallschwung ab und vermeiden das Entstehen von Seitenstechen.

- Atmung: Es gibt keine Regeln, die Atmung beim Laufen betreffend. Achten Sie lediglich darauf, immer kräftig auszuatmen, das verhindert auch das Auftreten von Seitenstechen. Vorgaben zu Atemrhythmus und Schrittfrequenz lenken vom Thema ab und verwirren vor allem Anfänger mehr, als dass sie hilfreich sind. Vorteilhaft beim Laufen ist die Bauchatmung, die Sie leicht zu Hause üben können: Legen Sie sich auf den Boden und platzieren Sie ein schweres Buch auf Ihrem Bauch. Beim Ein- und Ausatmen sollte sich das Buch deutlich nach oben bzw. unten bewegen, dann atmen Sie richtig.

Vorfuß- oder Fersenlauf?

Laufen Sie so, wie es Ihnen natürlich erscheint. Eine Umstellung des Laufstils ist unnötig; es sei denn, Ihr Laufstil ist für Beschwerden oder Verletzungen verantwortlich, dann suchen Sie Rat bei einem ausgebildeten Trainer in Zusammenarbeit mit Ihrem behandelnden Orthopäden. Wichtig: Zur Umstellung des Laufstils gehört ein komplexes Übungsprogramm inklusive Kräftigungsübungen und Laufstilanalyse.

Wer auf dem Mittel- oder Vorfuß läuft, tut gut daran, die Fuß- und Wadenmuskulatur zu dehnen und zu kräftigen, um Beschwerden vorzubeugen, die vor allem im Fersen- (z. B. Achillessehnenansatz) und Waden- bzw. Schienbeinbereich auftreten können. Von Vorteil sind auch Koordinationsübungen, d. h. alle Laufformen, bei denen Rhythmuswechsel vorkommen, also vor allem das Laufen durch unwegsames Gelände, z. B. über Wurzelpfade im Wald.

Auch gelegentliches Seitwärts- oder Rückwärtslaufen über eine Strecke von 30-50 m ist zu empfehlen, um die Geradeauslaufroutine zu durchbrechen, genauso wie gelegentliche Sprints über 50-100 m.

Für alle gilt: Fußgymnastik, Wechselfußbäder und Barfußlaufen auf gepflegtem Rasen sind das A und O einer präventiven Fußpflege beim Laufen.

4.2 ÜBUNGEN ZUR STABILISIERUNG UND VERBESSERUNG DES LAUFSTILS

Bei diesen Kräftigungsübungen handelt es sich zum einen um Übungen für die Bein- und Hüftmuskulatur, die aus dem Laufen heraus entstehen, wie auch um Übungen für die Rumpfmuskulatur, wodurch die Gesamtkörperstatur stabilisiert wird. Eine Verbesserung des Laufstils tritt mehr oder weniger von selbst ein. Korrekturen am Laufstil lassen sich am effektivsten mithilfe eines Trainers (Verein oder Personal Coach) erzielen.

Laufübungen für einen besseren Laufstil

- **Sprünge aus dem Stand nach oben und nach vorne**
  Bei den Sprüngen nach vorne springen Sie aus dem Stand mit beiden Beinen gleichzeitig (Schlusssprung) und setzen dabei beide Arme kräftig zum Schwung ein. Mehrere Sprünge hintereinander.
- **Sprungläufe bergauf**
  Suchen Sie sich einen steilen Anstieg (mindestens 30 %) und legen Sie eine Strecke von ca. 30-50 m in langen Schritten bzw. Sprüngen zurück. Hierbei wird vor allem die Hüft- und Oberschenkelmuskulatur gekräftigt. Mehrere Wiederholungen.

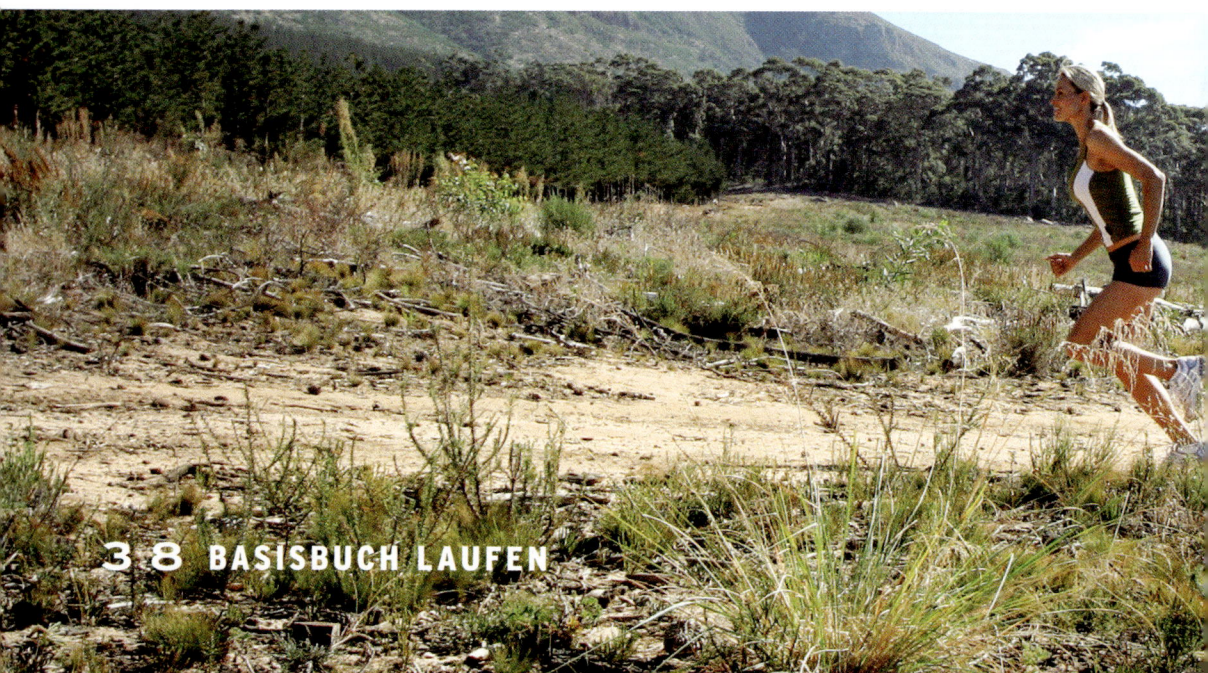

- **Treppenläufe**
  Eine gute Alternative für Flachlandbewohner. Suchen Sie sich eine ausreichend lange (und nicht zu steile) Treppe möglichst mit breiten Stufen, auf der Sie 10-20 Sprünge ausführen können. Die Arme pendeln bei solchen Bergaufläufen kräftig mit und weit nach oben, weit mehr als beim ruhigen Laufen im Flachen.

Sonstige Kräftigungsübungen:

- Leichtes Oberkörperkrafttraining im Studio oder zu Hause (Liegestütze, Dips, Rückenübungen, Schulterkräftigung mit kleinen Hanteln).
- Beine kräftigen durch Kniebeugen (Oberschenkel- und Hüftmuskeln), Zehenstandübungen an einer Treppe (Wadenmuskeln).

Wie viele Wiederholungen?

Weniger ist mehr, lautet das Prinzip, was zählt, ist die Qualität. Dies gilt sowohl für Kräftigungsübungen wie auch für Intervalltraining beim Laufen. Lieber drei Serien von je drei Läufen bzw. 10 Übungen mit Pausen als sechs oder mehr Serien, bei denen Sie zunehmend außer Puste kommen bzw. die Kräfte schwinden.

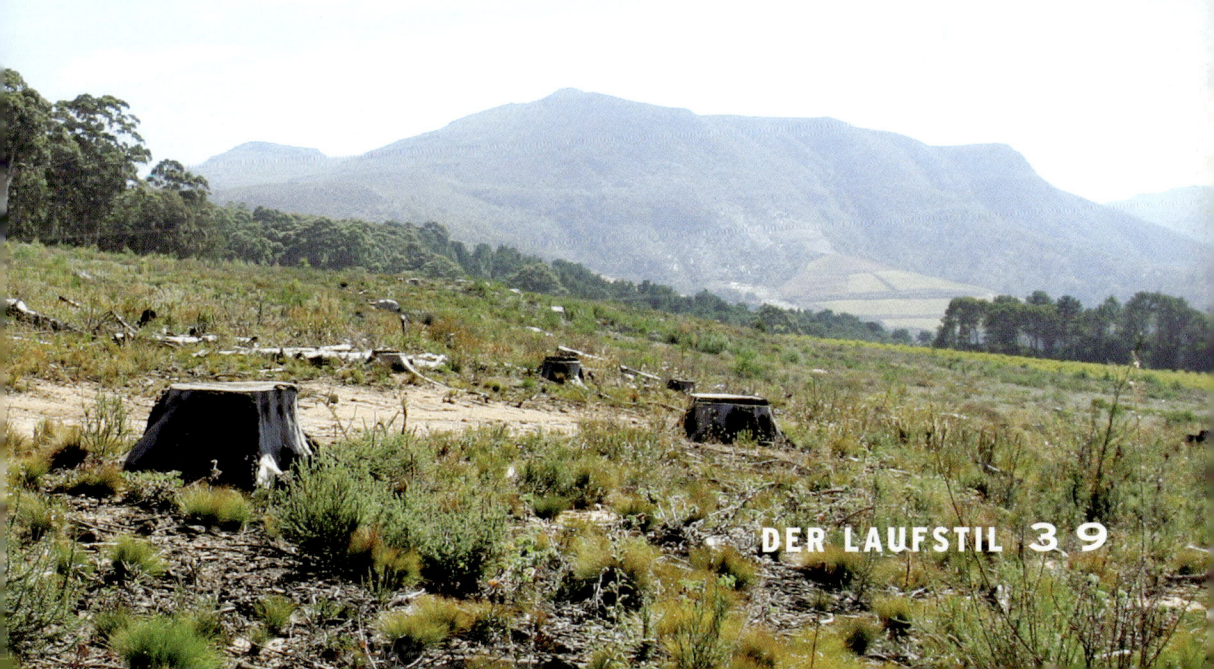

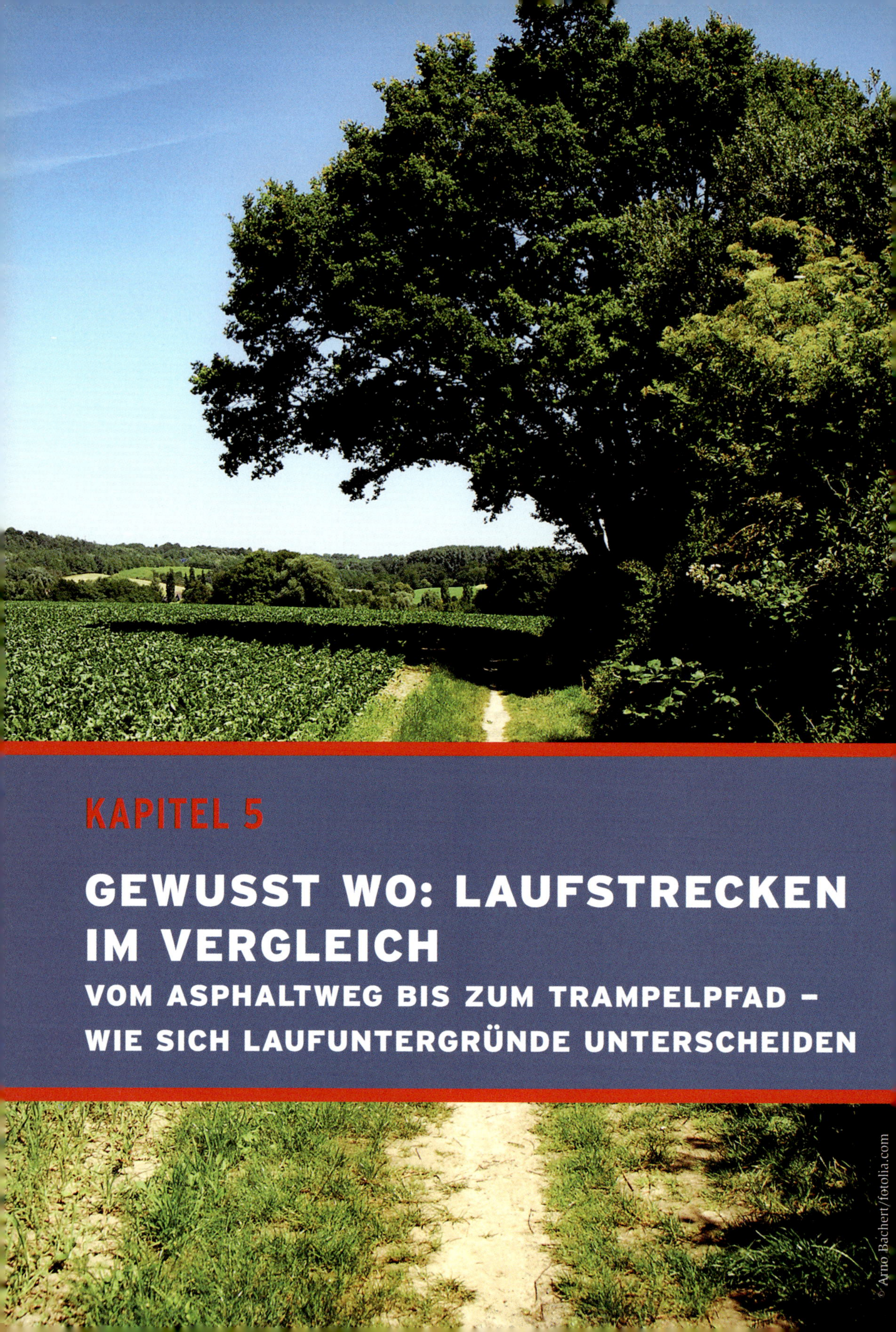

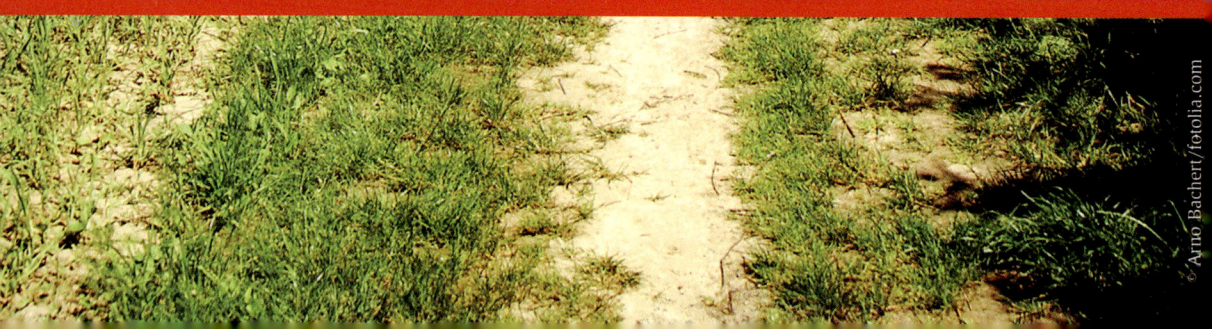

KAPITEL 5

GEWUSST WO: LAUFSTRECKEN IM VERGLEICH

VOM ASPHALTWEG BIS ZUM TRAMPELPFAD – WIE SICH LAUFUNTERGRÜNDE UNTERSCHEIDEN

5.1   ASPHALT, STRAND, WALDWEG, LAUFBAND

Den objektiv idealen Laufuntergrund gibt es nicht, genauso wie es den idealen Laufschuh nicht gibt. Der eine läuft lieber auf Asphalt, die andere bevorzugt feste Waldwege. Die Mischung macht's auch hier, denn alle Untergründe bieten Vor- und Nachteile. Die einen mehr, die anderen weniger. Diese Auflistung verschiedener Laufuntergründe erfolgt daher in der Reihenfolge „ideal" bis „weniger ideal".

Fester Naturweg

Feste Naturwege zählen wohl zu den am häufigsten benutzten Laufunterlagen in unseren Breitengraden. Sie sind im Grunde genauso hart wie Asphalt, und doch unterscheidet sich ein Naturweg ganz wesentlich von Asphalt. Durch winzige Steinchen ergibt sich bei jedem Schritt ein leichtes und für den Läufer selbst kaum wahrnehmbares Rutschen, wenn der Fuß auf dem Boden aufsetzt, was für einen Dämpfungseffekt sorgt. Der Abdruck bei jedem Schritt ist ebenfalls durch ein leichtes Rutschen beeinflusst, was einen kleinen Nachteil in der Dynamik des Laufschritts gegenüber Asphalt darstellt, weswegen Wettkämpfe auf Asphalt bei Bestzeitenjägern beliebter sind als solche auf festen Naturwegen.

Asphalt

Ungesund, gefährlich für die Gelenke oder welche anderen Argumente oft gegen das Laufen auf Asphalt angeführt werden –, sie stammen mit Sicherheit von Menschen, die nicht laufen. Laufschuhe im normalen Preisniveau, also keine Billigmodelle, bieten mehr als genug Dämpfung, um problemlos auf Asphalt zu laufen, Hallenschuhe und andere Sportschuhe dagegen nicht – im Gegenteil. Ein großer Vorteil des Laufens auf Asphalt ist die Trittsicherheit, die diese Unterlage bietet.

Kunststofflaufbahn

Gerade in Städten ist die Laufbahn für viele eine Alternative zum Laufen auf Bürgersteigen durch Häuserschluchten. Die Bahn als solche bietet

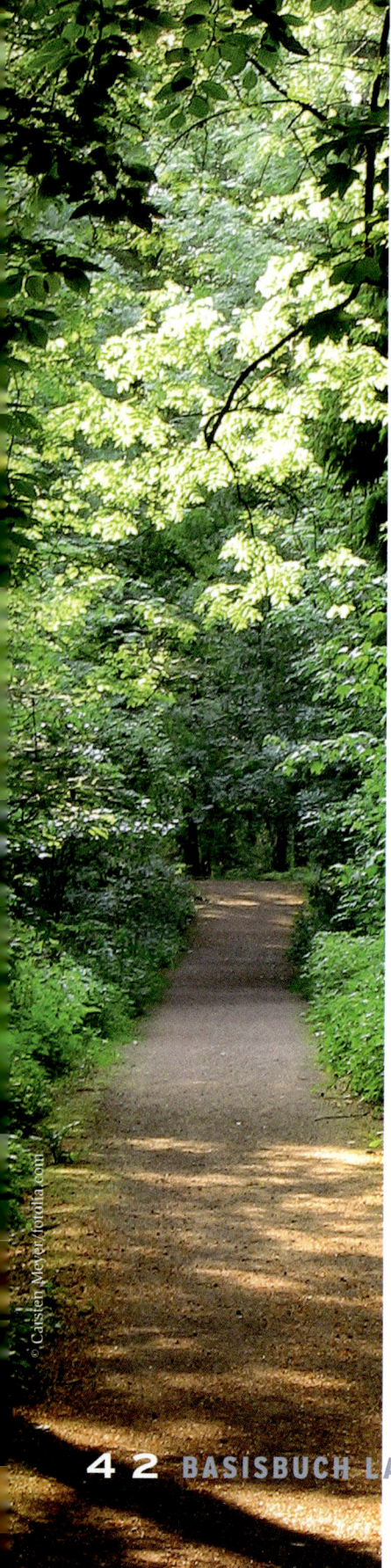

einen dämpfenden Effekt, vor allem, wenn sie nicht allzu abgelaufen ist, weshalb es von Vorteil ist, keine Laufschuhe mit sehr weichen Sohlen zu tragen, sondern ein Modell mit relativ geringer Dämpfung, z. B. einen Light Weight Trainer. Sehr geeignetes Laufrevier im Winterhalbjahr, wenn viele Läufe im Dunkeln stattfinden. Hier kann man sich voll und ganz aufs Laufen konzentrieren, Musik im Ohr ist hier am wenigsten gefährlich für die Verkehrssicherheit beim Laufen. Ideal in der Kombination: hinlaufen, Runden drehen, zurücklaufen. Siehe Kap. 5.2 „Ein Plädoyer für die Laufbahn".

Wald- und Wiesenpfade

Hier handelt es sich im Grunde um ein ideales Laufgelände, allerdings stellt es hohe Anforderungen an die Koordinationsfähigkeit. Es erfordert hohe Aufmerksamkeit bei jedem Schritt, um Stolpern oder Umknicken zu vermeiden. Bei Waldpfaden bilden Wurzeln Stolperfallen, auf Wiesenpfaden gilt es, ein Umknicken zu vermeiden.

Rasen oder Gras

Im besten Falle ist es ein gepflegter und kurz geschnittener Rasen, auf dem man läuft, allerdings ist dies – mit Ausnahme von Golfplätzen, und die sind ohne Ausnahmegenehmigung tabu für Läufer – meist nur auf gepflegten Fußballplätzen der Fall. Hier zu laufen eignet sich – wenn es erlaubt ist – vor allem als Auslaufprogramm nach einem Lauf, wobei dies dann möglichst barfuß erfolgen sollte; so gönnen Sie Ihren Füßen (und dem gesamten Bewegungsapparat) ein ganz spezielles Pflegeprogramm. Eine für die meisten eher seltene Laufmöglichkeit.

Laufband

Eine sehr gute Alternative an Winterabenden oder auch im Sommer, wenn es draußen sehr warm ist. Laufbänder federn gut und sollten eine möglichst große Auftrittsfläche bieten, dazu einen zugkräftigen Motor, mit dem ein stabiles Tempo möglich ist. Gegen die Monotonität hilft Musik oder ein variantenreiches Laufprogramm (Tempowechsel, Steigungen, Gehpausen usw.). Das Laufen auf dem Laufband lässt sich nicht unmittelbar mit dem Laufen im Freien vergleichen. Vor allem der fehlende Windwiderstand fällt ins Gewicht und muss ausgeglichen werden, wenn man einen Vergleich zum Laufen im Freien ziehen will. Stellen Sie das Laufband auf 2 % Steigung ein, dann entspricht dies den Verhältnissen im Freien.

Sand/Strand

So verlockend es sein mag, gerade im Urlaub am Strand zu joggen, so problematisch kann das Laufen auf Sand sein. Barfuß zu laufen kann nur insoweit empfohlen werden, wenn es zeitlich begrenzt ist und nicht länger als 10-15 min dauert, denn Füße und Unterschenkel wollen erst langsam daran gewöhnt werden. Ansonsten kann es leicht zur Achillessehnenreizung kommen. Auch mit Laufschuhen ist das Laufen auf Sand nicht unproblematisch. Einige Tipps: Laufen Sie nicht im weichen Sand, sonst „verabschiedet" sich Ihre Achillessehne und die Wadenmuskulatur, außerdem kostet dies sehr viel Kraft. Laufen Sie dort, wo der Sand feucht und hart und der Strand möglichst flach ist. Laufen Sie nicht länger als 20-30 min, um Überlastungsprobleme zu vermeiden.

Schnee und Eis

Schnee stellt im Grunde kein Problem dar, wenn er frisch gefallen oder wenn er festgetreten und „trocken" ist. Problematisch wird es, wenn es glitschig wird, meist bei Temperaturen um 0° C oder darüber. Laufen Sie in Schuhen mit gutem Profil (z. B. Trailschuhe) und solchen, die Feuchtigkeit und Nässe nicht leicht durchlassen. Bei stark vereisten Wegen lassen Sie den Lauf am besten ausfallen oder besorgen sich dafür Laufschuhe mit eingebauten Spikes in der Sohle.

5.2 EIN PLÄDOYER FÜR DIE LAUFBAHN

Eine Laufbahn ist nach dem Laufband die wohl langweiligste „Laufstrecke", die man sich vorstellen kann. Auf der anderen Seite ist sie für viele Läuferinnen und Läufer in einer Großstadt bzw. in Ballungszentren eine mehr als passable Notlösung und eine gute Alternative zu Stadtstrecken mit viel Verkehr, dicht bevölkerten Parks und welligen, schrägen Bürgersteigen. Außerdem bietet eine Laufbahn durchaus eine Vielfalt von Möglichkeiten, die sie für jeden Läufertyp interessant macht, nicht nur zum Tempotraining oder für Testläufe. Vorteile: ebener Untergrund, genaue Abmessungen, Sicherheitsaspekt (Dunkelheit), ideal für Tempotraining. Nachteil: Monotonie. Fazit: Die Vorteile wiegen die Nachteile bei Weitem auf.

Was Sie beachten sollten, wenn Sie auf einer Laufbahn laufen
In Großstädten bieten Laufbahnen eine ausgezeichnete Möglichkeit zum Trainieren. Den Nachteil, dass man dabei auf einer kleinen Runde von 400 m kreiselt, machen sie wett durch verschiedene Faktoren:

- gleichmäßiger Untergrund (Kunststoffbahn/Tartan),
- genaueste Abmessungen und dadurch ideal für Intervalltraining und Testläufe,
- das Tempogefühl wird geschult,
- problemlos zu laufen bei Dunkelheit, ideal im Winter und der
- Sicherheitsaspekt (meist befinden sich mehrere andere Läuferinnen und Läufer auf dem Gelände).

Eine Laufbahn bietet die genauesten Abmessungen, die eine Laufstrecke bieten kann. Kein GPS-Gerät misst genauer, kein Laufband kommt in seiner Kalibrierung gegen die Präzision einer klassischen 400-m-Laufbahn an. Es gibt viele Gründe, ab und zu eine Laufbahn aufzusuchen. Wer in Großstädten wohnt, weiß es zu schätzen, wenn eine öffentlich zugängliche Laufbahn in der Nähe liegt, denn sie schafft nicht nur Abwechslung zu anderen Laufstrecken, sondern bietet auch diverse Vorteile, die eine normale Laufstrecke nicht bietet. Ambitionierte Läufer, die ab und zu oder gar regelmäßig Wettkämpfe bestreiten, sollten mindestens 1 x pro Woche Tempoelemente ins Training integrieren, z. B. Intervalle. Die lassen sich am einfachsten auf einer Laufbahn absolvieren, wo präzise Abmessungen die Aufteilung zwischen Belastungseinheiten und Erholung erleichtern. Auf einer Laufbahn lässt sich das Lauftempo exakt bemessen, wenn es sein muss alle 100 m oder 200 m und genauer als ein GPS-Gerät. Zudem wird dabei das Gefühl fürs Lauftempo geschult. Erfahrene Läufer können ohne Hilfsmittel ziemlich genau erkennen, in welchem Tempo sie gerade unterwegs sind.

Geradezu ideal ist eine Laufbahn, um nach einer Verletzungspause wieder zurück ins Training zu finden. Der ebenmäßige Untergrund sorgt dafür, dass bei jedem Schritt die gleichen Bedingungen herrschen, was bei den verschiedensten orthopädischen Problemen von Vorteil ist. Der entscheidende Vorteil ergibt sich dadurch, dass man bei auftretenden Beschwerden sofort aufhören kann, ohne dass man noch mehrere Kilometer zurücklegen muss, um nach Hause oder zum geparkten Auto zu kommen. Beim „Comeback" nach Verletzungen kann man sich auf einer Laufbahn ideal an höhere Belastungsstufen herantasten.

Getränke deponieren und das Trinken üben

Ein weiterer Vorteil beim Laufen auf der Laufbahn ist, dass man Getränke deponieren kann und bei längeren Läufen Zugriff hat. Solche längeren Läufe, die z. B. in der Vorbereitung auf einen Halbmarathon oder Marathon unerlässlich sind, lassen sich auch so gestalten, dass man die Laufbahn in den langen Lauf einbezieht und von einer Laufrunde 1 x oder öfter auf die Laufbahn läuft, dort einige Runden dreht, Flüssigkeit aufnimmt und die Bahn wieder verlässt. Auf diese Weise lässt sich auch das Trinken im Laufe eines Halbmarathons oder Marathons üben.

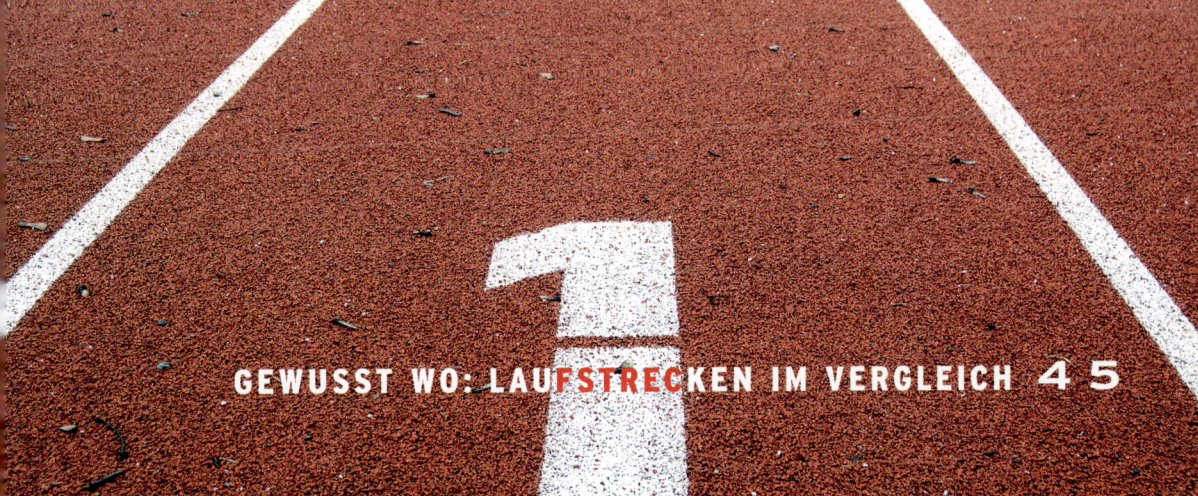

Einige Tipps für das Laufen und Trainieren auf einer Laufbahn:

- Da auf einer Laufbahn meist noch andere Läufer unterwegs sind, sollten Sie sich dadurch nicht zu schnellerem Tempo verleiten lassen als geplant.

- Lassen Sie die Innenbahn frei für andere, die Sie sonst ständig überholen müssen, wenn Sie kein Intervalltraining durchführen oder einen Tempolauf machen. Die anderen Bahnen sind natürlich pro Runde länger als die Innenbahn; bei der äußersten Bahn beträgt der Unterschied 40-50 m.

- Laufen Sie nicht mit Musik auf den Ohren, wenn die Laufbahn stark frequentiert ist und Sie die Innenbahn benutzen, damit Sie mitbekommen, was um Sie herum passiert.

- Laufen Sie sich vor einem Intervalltraining eine Viertelstunde ganz langsam warm, am besten auf dem Rasen der Laufbahn (falls erlaubt) oder auf der Außenbahn. Das Gleiche gilt für das Auslaufen, das mindestens 10 min dauern sollte. Danach gehen Sie am besten noch weitere 10 min.

- Bleiben Sie beim Intervalltraining nicht abrupt stehen nach Erreichen der jeweiligen Marke, sondern lassen Sie es locker austrudeln.

- Weichen Sie beim Intervalltraining bei den Trabpausen am besten auf Bahn zwei oder drei aus und schwenken erst wieder auf die Innenbahn, wenn Sie wieder mit dem Tempo einsetzen.

- Laufen Sie generell auf der äußeren Bahn, wenn Sie nur ruhig laufen wollen, dann stören Sie niemanden, der schneller laufen will.

- Benutzen Sie möglichst leichtere Laufschuhe, also Lightweight Trainer oder Wettkampfschuhe, denn so haben Sie ein besseres Abdruckgefühl; zudem dämpft der Laufbahnbelag zusätzlich.

- Benutzen Sie unbedingt bei Gehpausen die Außenbahn.

Was nervt Sie beim Laufen auf der Laufbahn am meisten?

Walker auf der Innenbahn	32 %
Die Monotonie	24 %
Langsame Läufer	7 %
Die vielen Kurven	7 %

Umfrage unter 2.230 Leserinnen und Lesern von *Runner's World*.

KAPITEL 6

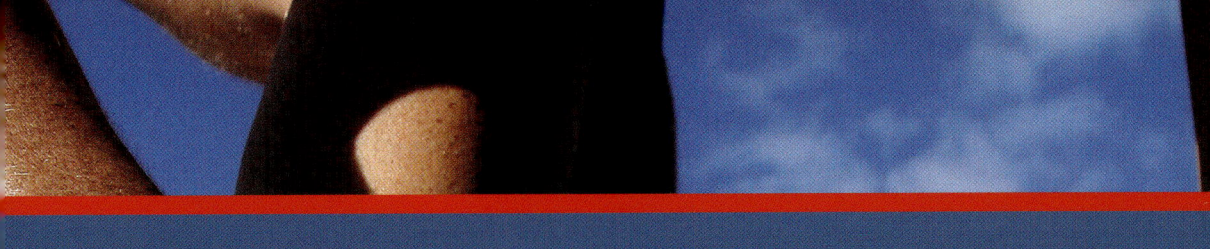

AUSRÜSTUNG: WAS SIE ZUM LAUFEN BRAUCHEN

VOM LAUFSCHUH BIS ZUM PULSMESSGERÄT

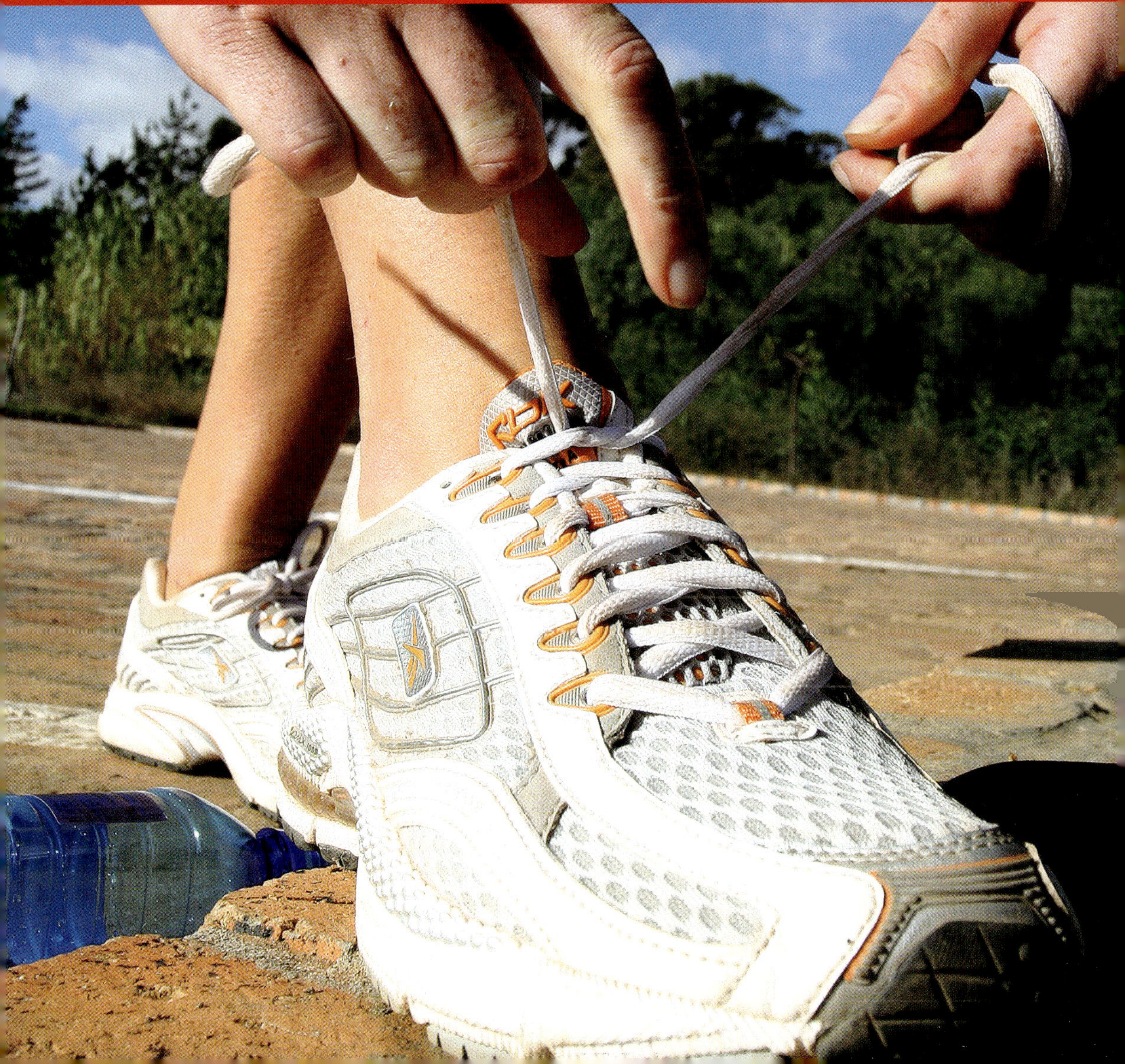

Keine Frage – Laufen ist eine vergleichsweise einfache und preiswerte sportliche Aktivität. Skifahren oder Tauchen kosten deutlich mehr. Zum Laufen genügen zunächst einmal ein Paar Laufschuhe, Shorts und eine Uhr mit Sekundenanzeige bzw. Stoppfunktion – und los geht's. Wer sich dem Laufen mit einer gewissen Regelmäßigkeit widmet, kommt allerdings um einige weitere Ausrüstungsstücke nicht herum, zumal in der kühleren bzw. kalten Jahreszeit.

6.1 DER LAUFSCHUH

Das wichtigste „Gerät", das Sie zum Laufen brauchen, sind gute Laufschuhe. „Gut" bedeutet nicht automatisch „teuer", doch richtige Laufschuhe gibt es nur in einem bestimmten Preisbereich, der grob gerastert von 100-200,- € reicht. Dies bedeutet nicht, dass billigere Schuhe nicht funktionieren, aber bei einer allgemeinen Empfehlung müssen gewisse Unsicherheiten weitestgehend ausgeschlossen werden, und das lässt sich mit gutem Gewissen nur für die Palette ausgewiesener Marken-Laufschuhe sagen.

„Den" richtigen bzw. „besten" Laufschuh gibt es nicht, denn jede Person, die einen Laufschuh trägt, bringt ihre ganz individuellen Merkmale und Eigenschaften mit. Und davon abgesehen, kommt es darauf an, ob jemand 2-3 x pro Woche eine halbe Stunde läuft oder 5-7 x mit einem Wochenpensum von 80 km oder mehr.

Die Körperstatik spielt eine Rolle

Bei den körperlichen Merkmalen, die eine Rolle spielen bei der Auswahl des passenden Laufschuhs, entscheiden in erster Linie statische Gegebenheiten über die Wahl des Schuhs. Sie festzustellen, wäre eigentlich Aufgabe eines echten Spezialisten, z. B. eines Orthopäden. Doch noch bezahlen bzw. beteiligen sich die Krankenkassen nicht wie bei der Auswahl der richtigen Brille an den Kosten, die bei der Beratung durch Arzt und Optiker entstehen, und so ist es Aufgabe des Schuhverkäufers, das jeweils richtige Modell zu finden. In speziellen Laufschuhgeschäften (Laufshops) ist die Wahrscheinlichkeit größer, an erfahrene Experten zu geraten als in der Sportschuhabteilung eines Kaufhauses. Oft werden dabei Laufanalysen angeboten, bei denen der Kunde auf einem Laufband läuft und dabei sein Laufstil analysiert wird im Hinblick darauf, welcher Laufschuh geeignet sein könnte.

6.1.1 TIPPS ZUM LAUFSCHUHKAUF

Die Laufanalyse

Viele Laufgeschäfte raten beim Laufschuhkauf zu einer Laufanalyse, die vor Ort durchgeführt und in der Regel nicht extra berechnet wird. Dabei läuft der Kunde barfuß auf dem Laufband und wird dabei gefilmt. Dabei soll festgestellt werden, um welchen Läufertyp es sich handelt und welche Schuhkategorie in Frage kommt.

Idealer als eine Analyse mittels Laufen auf dem Laufband ist es, wenn man den Läufer beim „richtigen" Laufen im Freien beobachten kann, denn das Laufen auf dem Laufband ist gewöhnungsbedürftig und nicht jeder bewegt sich dabei so, wie er oder sie es im Freien tut. Beim Laufen auf dem Laufband „wird man gelaufen", denn man reagiert, statt zu agieren.

Dies beeinflusst die Laufdynamik nicht unwesentlich und somit auch den Laufstil. So wird ein Läufer, der an der frischen Luft über die Ferse abrollt, am extremen Fall auf dem Laufband vielleicht zum Vorfußläufer und gibt somit ein falsches Bild ab für die Auswahl des richtigen Laufschuhs.

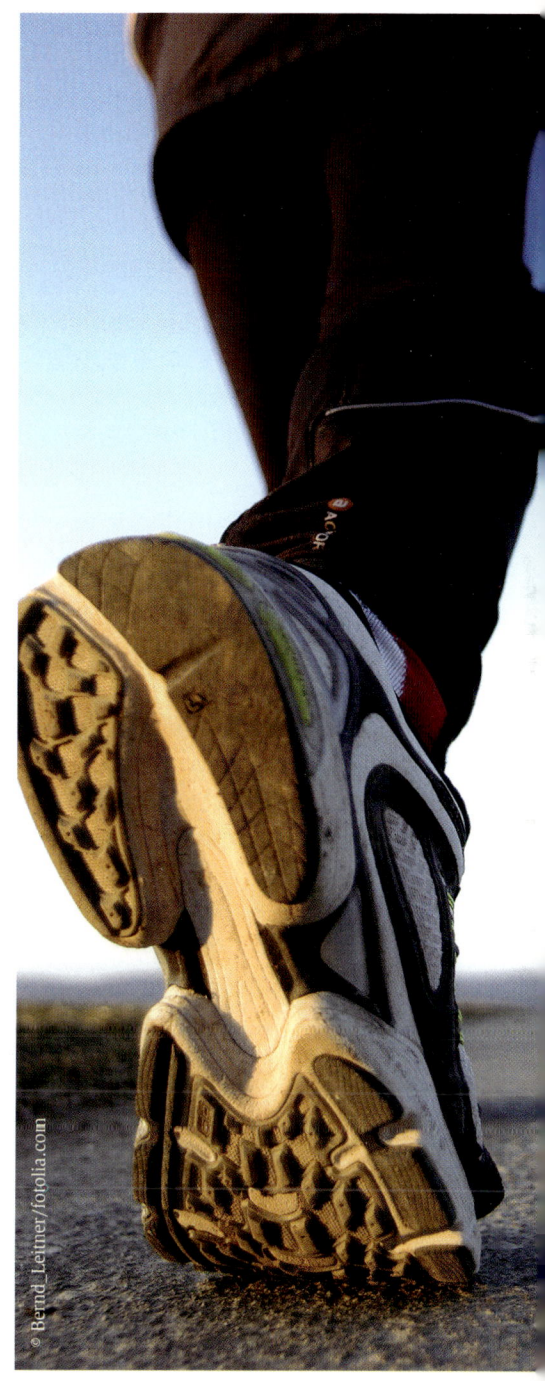

© Bernd_Leitner/fotolia.com

Die Alternative: Wenn man einen Trainer oder einen erfahrenen Läufer kennt, sollte dieser bei einem gelegentlichen Lauf den Laufstil analysieren und ein Urteil abgeben, ob man z. B. beim Landen nach jedem Schritt stark oder weniger stark nach innen einknickt, ob man x- oder o-beinig läuft oder auf der Fußspitze tänzelt, wie dies übrigens eher bei Frauen als bei Männern der Fall ist.

Getragene Schuhe mitbringen

In jedem Falle sinnvoll ist es, beim Laufschuhkauf getragene Laufschuhe oder als Anfänger getragene Sportschuhe oder Straßenschuhe mitzubringen. Der Sohlenabrieb kann dem Fachverkäufer einiges erzählen und erleichtert ihm die Einordnung und Auswahl des Laufschuhs.

Nachmittags oder abends, nicht morgens

Gehen Sie nachmittags oder abends zum Anprobieren der Laufschuhe, denn dann sind die Füße leicht angeschwollen; außerdem nehmen Sie die Socken zum Anprobieren mit, die Sie gewöhnlich beim Sport tragen. So ist gewährleistet, dass die Schuhe nicht zu eng ausfallen. Im Stand sollte bei geschlossener Schnürung zwischen Zehenspitze und Schuhspitze eine Daumenbreite Platz sein. An der breitesten Stelle und gleichzeitig im Fersenbereich sollte der Schuh gut sitzen, eine leichte Übergröße in der Länge (an der Schuhspitze) muss sich durch die Schnürung ausgleichen lassen, sonst „schwimmt" der Fuß im Schuh. Auf keinen Fall sollten die Schuhe „gerade so" passen, sonst können diverse Probleme eintreten, von Blasen bis zu blauen Zehennägeln. Wenn die Füße unterschiedlich groß sind, richten Sie sich nach dem größeren Fuß.

Der Preis

In einem Laufschuhfachgeschäft werden in der Regel keine Billigschuhe angeboten, sondern nur Qualitätsware. Billigschuhe unterscheiden sich von Qualitätsschuhen vor allem dadurch, dass sie weniger komplex verarbeitet sind, was Dämpf- und Stützelemente betrifft. Wer lediglich 1-2 x pro Woche läuft, kann sich an einem Billigmodell versuchen, zuraten kann man jedoch guten Gewissens nicht, weil diese Schuhe nicht für den sogenannten *Performance-Einsatz* konzipiert sind, sondern dafür, als modische Alltagsschuhe getragen zu werden. Sie eignen sich gewiss nicht für den Dauereinsatz bei Trainingsbelastungen.

Die Preise bewegen sich zwischen 60,- und 180,- bis 200,- €, wobei der teuerste Schuh keineswegs der Beste ist, sondern lediglich durch den Einsatz neuester Technologie sowie durch besondere Verarbeitung bzw. Materialien aus dem Sortiment herausragt. Oft hält er dadurch auch länger. Ultraleichte Wettkampfschuhe sind billiger als Laufschuhe mit komplexen Dämpf- und Stabilitäts- bzw. Stützeigenschaften, halten dafür aber auch nicht so lange. Preisabschläge sind bei Auslaufmodellen möglich, sodass man dabei einiges sparen kann, denn diese sind lediglich im aktuellen Sortiment durch Nachfolgemodelle ersetzt worden.

6.1.2   AUSWAHLKRITERIEN

Gut passen muss der Schuh, keine Frage. Probieren Sie mehrere Schuhe aus und lassen Sie sich Schuhe verschiedener Hersteller zeigen. Die Palette der auszuwählenden Schuhe sollte allerdings nicht zu groß sein, 3-6 Modelle müssen ausreichen. Da die meisten Laufshops über ein begrenztes Kontingent entsprechender typbedingter Laufschuhe verfügen, wäre es eher seltsam, wenn mehr als sechs verschiedene Modelle zur Auswahl stünden. Wer über die natürliche Pronation (Einknicken nach innen beim Landen) hinaus nach innen knickt, benötigt sogenannte *Bewegungskontrollschuhe*. Sie verfügen über eine Innenstütze.

Wer keine signifikanten statischen Auffälligkeiten aufweist, ist mit Stabilschuhen oder Dämpfungsschuhen gut bedient. Der geschulte und erfahrene Laufschuhverkäufer findet den für Sie geeigneten Schuh und Sie entscheiden letztendlich nach Gefühl und Geschmack (was das Design angeht). Läufer ohne Übergewicht und statische Probleme sind auch mit leichtgewichtigen Trainingsschuhen gut bedient (Kategorie Lightweight Trainer).

Das Obermaterial

Der Schaft des Schuhs sorgt in erster Linie für guten Sitz und variiert in seiner Dichte. Leichte Schuhe verfügen oft über ein Meshmaterial, das bei warmen Temperaturen für gute Belüftung sorgt, aber gegen Wasserpfützen oder

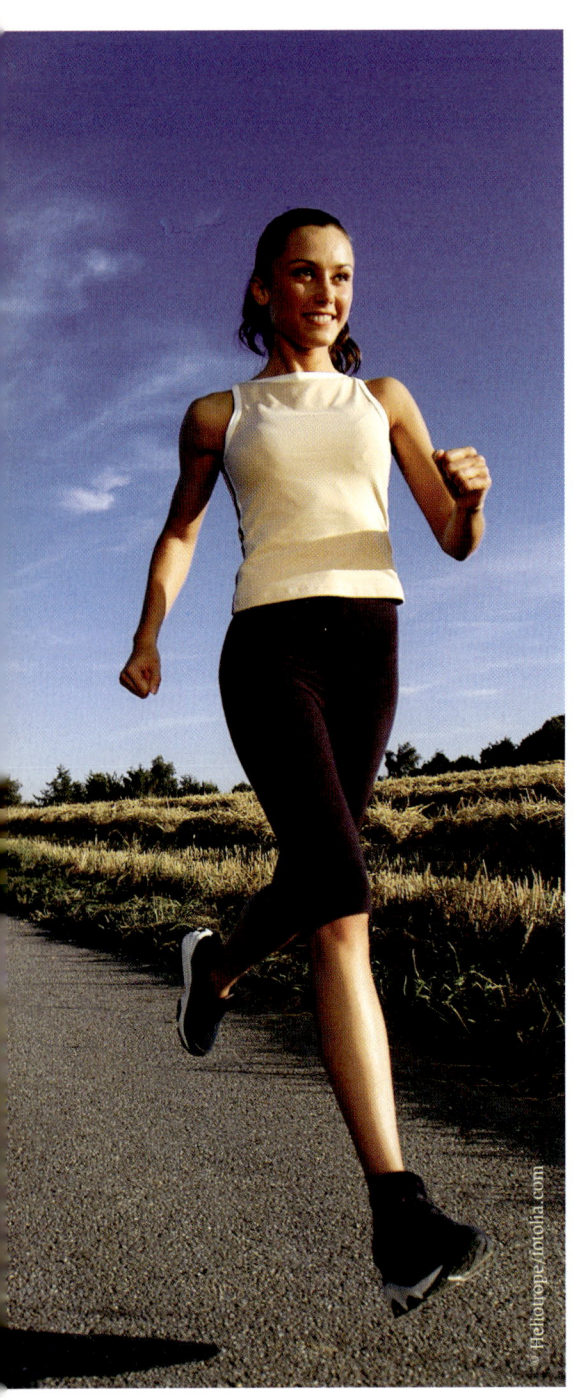

Schneematsch keine Chance hat. Wer einen hohen Fußrücken hat, sollte darauf achten, dass dort die Schnürung nicht drückt und eventuell eine Lochreihe weniger nutzen, aber nur, wenn der Schuh dabei trotzdem gut sitzt.

Gewicht

Normale Laufschuhe wiegen in etwa zwischen 300 und 430 g (bezogen auf US-Größe 11). Leichte Trainingsschuhe liegen dagegen zwischen 230 und 300 g, eignen sich allerdings auch tendenziell nicht für schwergewichtige Menschen (über 85 kg).

6.1.3 WIE VIELE LAUFSCHUHE?

Wenn Sie nur 1-2 x pro Woche laufen, reicht ein Paar Laufschuhe aus. Wer 2-3 x pro Woche läuft, sollte zwei verschiedene Laufschuhe benutzen. Zum einen hält so jeder dieser Schuhe länger und zweitens ist dies eine vorbeugende Maßnahme gegen Überlastungsbeschwerden. In jedem Schuhmodell ändert sich Ihre Körperstatik ganz leicht und die Impulse auf die Muskulatur und die Gelenke bei jedem Schritt variieren somit. Einseitige Impulse werden dadurch automatisch vermieden. Wer 4-5 x pro Woche läuft, sollte zwischen drei Paaren von verschiedenen Laufschuhen abwechseln, und wer ab und zu Wettkämpfe bestreitet, hat sowieso meist noch ein Paar Wettkampfschuhe oder Light Weight Trainer zur Verfügung.

6.1.4 LAUFSCHUHKATEGORIEN

Der Fußtyp gibt wichtige Hinweise darauf, welche Lauf-
schuhkategorie in Frage kommt. Man unterscheidet zwischen einem normalen, einem niedrigen („Senkfuß")
und einem hohen Fußgewölbe.

Bei Menschen mit einem niedrigen Fußgewölbe
knickt der Fuß bei der Landung meist mehr als normal nach
innen ein. Man spricht hier von *Überpronation*. Ein leichtes Einknicken
(Pronation) ist natürlich und außerdem wichtig dafür, die Aufprallkräfte
abzufangen.

Läufer mit einem hohen (und meist starren) Fußgewölbe sind meist anfällig für Beschwerden an der Ferse (Achillessehne). Hier knickt der Fuß gar
nicht ein, die Aufprallkräfte wirken entsprechend stärker auf den Fuß. Oft
sind dies Vorfußläufer, die den Aufprall zusätzlich mit der Beinmuskulatur
abfangen und die Wadenmuskulatur entsprechend stärker belasten als
andere Läufertypen.

Die aktuellen Modelle finden Sie unter *www.runnersworld.de*

Normales Fußgewölbe:	Neutralschuhe oder Stabilschuhe.
Niedriges Fußgewölbe:	Bewegungskontrollschuhe (Laufschuhe, die Fehlstellungen korrigieren).
Hohes Fußgewölbe:	Dämpfungs- und Neutralschuhe, leichte Trainingsschuhe (Lightweight Trainer) ohne Pronationsstütze.

Laufschuhe für schwere Läufer

Wer schwerer ist als 85 kg, benötigt in der Regel gut gedämpfte Laufschuhe
und je nach Fußtyp und Laufstil auch Stabilschuhe. Leichte Trainingsschuhe
sollte in dieser Gewichtskategorie nur tragen, wer nicht überproniert und
einen unproblematischen Laufstil hat. Wettkampfschuhe eignen sich nicht
für schwere Läufer.

Trailschuhe

Beim Laufen im Gelände, ob unwegsam, matschig oder holperig, eignen sich Trailschuhe besonders gut. Vor allem beim Laufen im Gebirge mit seinen vielfältigen Laufuntergründen sind Trailschuhe die bessere Alternative, aber auch auf nassen Wiesen und bei ähnlichen Verhältnissen sowie im Winter sind sie normalen Laufschuhen klar überlegen.

Wettkampfschuhe

Wettkampfschuhe sind leichter (190-300 g), bieten aber auch weniger Halt und Dämpfung. Es gibt solche, die überhaupt keine Stütz- oder Dämpfelemente aufweisen und solche, die wenigstens ein bisschen Halt bieten. Es ist durchaus fraglich, ob die paar Gramm weniger, die ein Wettkampfschuh wiegt, überhaupt in einem Verhältnis stehen zu der dadurch gewonnenen Zeit. Meist ist der Psychokick (die Einbildung) wichtiger als der angebliche materielle Vorteil.

Wer 10 km in 40 min oder schneller läuft und eher ein Leichtgewicht ist, zählt im weitesten Sinne zu den „Kandidaten" für einen Wettkampfschuh. Beim Marathon ist es absolut empfehlenswert, wenigstens leichtgewichtige Trainingsschuhe zu tragen. Wettkampfschuhe sind hier nur etwas für Kenianer und Äthiopier, um es einmal krass auszudrücken.

Und selbst bei dieser Kategorie „Weltklasse" knickt der Fuß auf Grund der Ermüdung auf den letzten Kilometern deutlich stärker nach innen ein als zu Beginn des Rennens. Fazit: Für leichte Läufer auf Distanzen bis zum Halbmarathon sind Wettkampfschuhe auch für Freizeitläufer tragbar.

Laufschuhe im Winter

Bei nassem Schnee und Schneematsch eignen sich besonders Laufschuhe mit einem wasserundurchlässigen Obermaterial (z. B. Goretex). Auch Trailschuhe eignen sich für winterliche Verhältnisse besonders gut. Bei glattem Schnee und vereisten Stellen können Laufschuhe mit in die Sohlen eingearbeiteten Spikes gute Dienste leisten. Überziehsysteme dagegen, die man auf den Schuh montiert und die mit Dornen gespickt sind, eignen sich höchstens zum Gehen, nicht aber zum Laufen, weil sie verrutschen können.

6.1.5 FRAUENLAUFSCHUHE

Frauen haben schmalere Füße als Männer, durchschnittlich gesehen, und das Verhältnis Vorfuß- zu Fersenbereich ist im Vergleich zu Männern größer. Ein Frauenlaufschuh Größe 40 hat einen schmaleren Fersenbereich als das Männermodell gleicher Größe und einen im Verhältnis dazu breiteren Vorfußbereich. Die breitere Hüfte der Frau bedingt eine andere Winkelstellung der Beine bzw. Füße, weshalb Frauen eher an der Fußaußenkante aufsetzen, was zu einem stärkeren Einknicken nach innen führen kann (höherer Pronationsgrad bzw. Überpronation). Außerdem sind Frauen im Schnitt leichter als Männer, weshalb Frauenlaufschuhe weniger Dämpfung bieten.

Einige Tipps:

- Frauen sollten zunächst Frauenmodelle anprobieren. Passen diese nicht, versuchen Sie es mit Männermodellen.
- Entscheidend ist die Passform im Fersenbereich. Vernachlässigen Sie aber darüber nicht die Zehenfreiheit. Die Daumenregel gilt auch hier (siehe oben).

6.1.6 WIE LANGE HALTEN LAUFSCHUHE?

Die Hersteller sprechen in der Regel von 800 km, die ein Laufschuh „hält". Damit sind die Dämpfungseigenschaften der Zwischensohle gemeint, die nach einer gewissen Trageleistung deutlich nachlassen, was dann tendenziell ein Verletzungsrisiko darstellt. Es gibt allerdings auch Läufer, die das Dreifache dieser Kilometerleistung ablaufen, ohne je ein Problem zu spüren. Diese Angaben sind Richtwerte und jeder muss selbst erkennen, wann der Schuh nicht mehr so dämpft wie zu Beginn. Bei drei Paar Laufschuhen und viermaligem Training pro Woche halten die Schuhe, grob geschätzt, etwa ein Jahr.

Vorfußläufer ohne statische Probleme, die keine dämpfenden und stützenden Elemente im Laufschuh benötigen, können ihre Laufschuhe deutlich länger benutzen, weil bei diesem Laufstil das Körpergewicht bei jedem Schritt mit dem Körper abgefangen wird, vor allem mit den Beinen.

So finden Sie heraus, ob Ihre Laufschuhe noch funktionstüchtig sind:

- Drücken Sie mit dem Finger in die Zwischensohle. Wenn sie sich hart oder gar brüchig anfühlt, ist dies ein Zeichen dafür, dass sie nicht mehr ausreichend dämpft.

- Stellen Sie die Laufschuhe auf eine ebene Fläche. Wenn sie zur einen oder anderen Seite abfallen, sind sie abgenutzt. Auch die Außensohle kann dies durch starken Abrieb verraten. Wichtig: Zwischensohlen tragen sich schneller ab als Außensohlen.

- Wenn Sie zuletzt orthopädische Probleme beklagen mussten, kann dies auch auf abgetragene Laufschuhe zurückzuführen sein.

6.1.7   PFLEGETIPPS

Mit warmem Wasser (evtl. mit einer milden Seife) und einer Bürste lassen sich Laufschuhe bequem reinigen. Nicht in der Waschmaschine waschen! Zum Trocknen mit Zeitungspapier ausstopfen und bei Raumtemperatur trocknen lassen (das Papier herausnehmen bzw. auswechseln, wenn es sehr feucht ist). Nicht auf die Heizung oder in die Sonne stellen oder gar in den Wäschetrockner geben, darunter leidet das Material und die Haltbarkeit.

6.1.8   EINLAGEN

Einlagen werden vom Orthopäden verschrieben, um Fehlstellungen auszugleichen und damit verbundenen Beschwerden am Fuß oder Unterschenkel zu begegnen. Ein Orthopädieschuhmacher fertigt sie dann an und passt sie in den Laufschuh ein. Die Meinungen von Experten gehen auseinander, was den sinnvollen Einsatz von Einlagen betrifft. Hier kommt es auf den individuellen Fall an. Ein Tipp: Wenn Einlagen verschrieben wurden und sie unbequem sind oder gar schmerzen, erfüllen sie nicht ihre Aufgabe und sollten entfernt werden.

6.2 RICHTIG ANGEZOGEN DURCH ALLE JAHRESZEITEN

6.2.1 WENN ES KÜHL IST: WESTE UND FUNKTIONSHEMD

Wenn die Temperatur 14-16° C unterschreitet und gegebenenfalls noch Wind und Regen dazukommen, sorgt die richtige Bekleidung für deutlich mehr Komfort beim Laufen. Temperaturangaben dienen hier nur als grober Richtwert, schließlich ist die Kälteempfindlichkeit individuell sehr verschieden, dazu kommt die durch Windstärke und Regen verursachte „gefühlte Temperatur", die Amerikaner nennen dies den *Windchill Factor*, was bedeutet, dass bei einer Lufttemperatur von 10° C und entsprechend starkem Wind eine gefühlte Temperatur von 0° C oder kälter auftreten kann.

Das wichtigste Bekleidungsstück bei kühleren Temperaturen ist eine Laufweste. Es gibt ganz leichte, die auch im Sommer getragen werden, wenn trotz warmer Sonnenstrahlen eine kühle Brise weht, z. B. in den Bergen. Dickere Westen können sogar im Winter nützliche Dienste leisten. Je nach Empfinden kommt es darauf an, was man darunter trägt. Ein kurz- oder langärmeliges Funktionshemd reicht oft schon aus, ist es kühler, trägt man unter dem langärmeligen Hemd eines mit kurzen Armen. Die Weste sollte nicht zu eng sitzen, damit auch im Winter ein dickerer Funktionssweater darunter Platz findet.

Generell gilt: Der Oberkörper inklusive Hände und Kopf benötigt mehr Schutz gegen kühle Temperaturen als die Beine. Nur leicht frierende Wesen tragen bei Temperaturen zwischen 12 und 16° C dreiviertel lange Tights. Die Ausnahme bilden Frauen, die gerne auch bei wärmeren Temperaturen in solchen Tights laufen, weil sie sich darin wohler fühlen als in Shorts. Leichte Laufhandschuhe und eine leichte Laufmütze tragen mehr zum subjektiven Wärmegefühl bei als zu dicke Kleidung.

Typischer Anfängerfehler: Zu warm angezogen

Anfänger ziehen sich meist zu warm an beim Laufen, weil sie erstens noch keine Erfahrung haben und sich zweitens nach dem Empfinden im Ruhezustand vor dem Loslaufen richten. Nach 10-15 min spätestens ist der Körper warm gelaufen und dann wird ordentlich geschwitzt. Vor allem von Laufjacken ist abzuraten bei Temperaturen über 8-10° C, auch vor leichten Exemplaren, denn sie sorgen schnell für einen Hitzestau. Lediglich wenn man bei strömendem Regen losläuft, sorgen sie für ein angenehmeres Gefühl. Wer warm gelaufen ist und dann in den Regen gerät, empfindet diesen meist als angenehm, es sei denn, man ist länger als eine Stunde unterwegs, denn dann kühlt der Regen den Körper aus und eine Jacke ist von Vorteil.

Funktionsunterwäsche

Eng anliegende Funktionstextilien sind federleicht und halten den Körper warm, ohne dass dazu noch viele weitere Bekleidungsschichten benötigt werden. Körperfeuchtigkeit wird nach außen abgegeben, sodass die Haut trocken und warm bleibt. Oft reicht es, Funktionsunterwäsche unter einer Winterlaufjacke zu tragen. Wichtig sind dabei Flachnähte an der Innenseite, damit keine Reibungsstellen entstehen. Eine lange Unterhose trägt man nur in weiten Laufhosen, nicht aber unter den Tights. Winter-Tights sind dick genug und funktionieren auch bei Minustemperaturen problemlos. Wichtig: Funktionsunterwäsche vor dem ersten Benutzen waschen (Feinwaschmittel). Außerdem sollte sie nach jedem Tragen gewaschen werden, denn sie riecht viel schneller und stärker, als dies bei Baumwolle der Fall ist (Pflegeetikett beachten).

Mögliche Kombinationen, wenn es kühl ist:

- Laufweste + Laufhemd Kurzarm oder Laufhemd Langarm, eng geschnitten oder die beiden Hemden übereinander getragen.
- Shorts, Kurztights oder Dreivierteltights, leichte Laufkappe (nach Belieben) oder Stirnband, leichte Laufhandschuhe (oft nur zum Warmup) und leichte Laufjacke. Wichtig: Lüftungsschlitze im Seiten- und Rückenbereich.

6.2.2 WENN ES RICHTIG KALT IST: JACKE, MÜTZE, HANDSCHUHE

Im Winter gibt es nur wenige Situationen, bei denen vom Laufen eher abzu-raten ist. Dazu zählt Blitzeis („überfrierende Nässe"), starker Schneesturm (schlechte Sicht, Rutschgefahr) oder Temperaturen unter -10° C (Reizung der Atemwege). Ansonsten gilt hier – wie immer – der Spruch: „Es gibt kein schlechtes Wetter …"

Die Laufbekleidung im Winter unterscheidet sich von der bei kühlen Tem-peraturen im Herbst und Frühjahr dadurch, dass der Körper geschlossen von Kleidung bedeckt ist. Ansonsten sorgt leichte Funktionsbekleidung dafür, dass man bei Kälte nicht sehr viel mehr trägt als im Herbst. An den Beinen eine lange Trainingshose oder Wintertights, am Oberkörper eine Laufjacke mit einem Langarmhemd darunter oder eine Weste mit einem Fleecepulli darunter und darunter ein Kurzarmfunktionsunterhemd. Dazu Handschuhe und eine Mütze oder Kappe, je nachdem, wie windig es ist (kalte Ohren!). Der Körper gibt über den Kopf am meisten Wärme ab, entsprechend gilt es, diesen vor Kälte zu schüt-zen. Ein Schal ist überflüssig; der Fleecepulli sollte den Hals wärmen, der Kra-gen der Laufjacke sollte ebenfalls weit genug reichen, um den Hals zu schützen.

Mögliche Kombinationen, wenn es kalt ist:

- Lange Laufhose (je nachdem mit langer Unterhose) oder Wintertights (dickeres Material als normale Tights).
- Laufweste mit dickerem Langarmfunktionshemd oder Fleecepulli, darun-ter Kurzarmsportunterhemd.

Bei Wind und Regen:

- Laufjacke mit Lüftungsschlitzen (seitlich oder hinten), darunter Lang-armfunktionshemd und evtl. darunter Kurzarmsportunterhemd Hand-schuhe, Stirnband, Kappe oder Mütze.

Atmungsaktive Jacken

Wenn von atmungsaktiven Jacken die Rede ist, handelt es sich in erster Linie um ein Verkaufsargument, das bei genauer Betrachtung in sich zusammenfällt, denn was für Angler, Wanderer oder sonstige Outdooraktivisten gilt und auch funktioniert, hat für eine Intensivsportart wie Laufen keine Bedeutung. Atmungsaktive Funktionstextilien versprechen, einerseits Körperfeuchtigkeit nach außen zu transportieren und andererseits Regen nicht durchzulassen. Das stimmt so lange, wie der Mensch, der eine solche Jacke trägt, nicht schwitzt. Beim Laufen wird aber deutlich mehr Schweiß erzeugt, als eine Funktionsjacke nach außen transportieren kann.

Die Folge: Hitzestau und Nässe am Körper. Viel wichtiger als die Funktionsfaser sind bei einer Laufjacke Lüftungsschlitze, die meist im Rückenbereich oder seitlich angebracht sind und die für Luftaustausch sorgen, also dafür, dass die schweißfeuchte Luft entweicht und kühlende Außenluft eindringen kann.

6.2.3   WENN ES WARM IST: LEICHT UND LUFTIG ANZIEHEN

Laufen im Sommer

Kurze Hosen (Shorts) sind bei warmen Temperaturen luftiger als Kurz-Tights, keine Frage, doch letztendlich ist es Geschmackssache, was man anzieht. Achten Sie bei Kurz-Tights auf Flachnähte auf der Innenseite, um Reibungsstellen zu vermeiden.

Ein T-Shirt mit Kurzarm oder als ärmelloses Singlet ist ideal, wenn es warm ist. Es sollte nicht zu eng, aber auch nicht so locker sitzen, dass es scheuern könnte (unter den Achseln oder an den Brustwarzen). Außerdem sollte es aus Funktionsfasern sein, da diese Textilien Feuchtigkeit und Nässe an die Außenseite transportieren und schneller trocknen lassen. Einige Tipps, wie Sie auch bei sehr warmen Temperaturen gut über die Runden kommen:

- Wenn die Hitze über Tage anhält, laufen Sie morgens früh, bevor die Sonne ihre Wirkung voll entfalten kann, also vor acht Uhr, und möglichst auf einer schattigen Strecke.
- Eine kalte Dusche vor dem Lauf sorgt dafür, dass die Körperkerntemperatur länger niedriger bleibt als sonst.
- Starten Sie ausreichend hydriert. Sie erkennen dies daran, dass der Urin farblos bis hellgelb gefärbt ist.

- Für Frauen gibt es neben Shorts auch Laufröcke, die auch in unterschiedlichen Längen angeboten werden und gerade bei warmen Temperaturen sehr praktisch sind. Aktuelle Modelle unter www.runnersworld.de, Link: Ausrüstung.

- Dunkle Textilien absorbieren die schädlichen UV-Strahlen des Sonnenlichts besser als helle oder gar weiße. Bei sonnenempfindlicher Haut ist ein langärmeliges dünnes Funktionshemd zu empfehlen, wenn man länger als eine Stunde unterwegs ist, denn die Unterarme sind durch ihre Haltung beim Laufen der Sonne besonders ausgesetzt.

- Wenn Sie eine Route wählen, auf der Sie ständig der Sonne ausgesetzt sind, sollten Sie sich mit Sonnenschutzmittel eincremen, bevor Sie starten (eine halbe Stunde vorher eincremen).

- Ozon ist ein giftiges Reizgas, das entsteht, wenn Sonnenstrahlen mit Autoabgasen zusammentreffen. In sommerlichen Schönwetterperioden steigen die Werte von Tag zu Tag an. Das Gas bildet sich im Laufe des Tages, die Werte sind am Nachmittag am höchsten und werden mit sinkendem Sonnenstand wieder abgebaut, paradoxerweise schneller unter Mitwirkung von Autoabgasen, weswegen in Großstädten abends weniger hohe Ozonwerte gemessen werden als in ländlichen Gebieten oder im Gebirge.

- Eine Sportsonnenbrille schützt nicht nur vor schädlicher UV-Strahlung, sie verbessert auch die Sicht bei wechselnden Lichtverhältnissen (z. B. im Wald) und schützt vor Mückeneinschlag. Empfehlenswerte Modelle gibt es zwischen 50-250,- €. Informieren Sie sich über die aktuellen Modelle unter www.runnersworld.de Link: Ausrüstung/Laufaccessoires.

Heißer Tipp: Brustwarzen abkleben

Um unangenehmes Wundscheuern zu vermeiden, werden die Brustwarzen vorsichtshalber abgeklebt, vor allem bei Läufen, die länger als eine halbe Stunde dauern oder beim Laufen im Regen, egal wie kurz der Lauf ist. Ein kleines Stück Leukoplast (bzw. ein Stück der Klebefläche eines Heftpflasters) wird so aufgeklebt, dass lediglich die Brustwarze bedeckt ist. Je nach persönlicher Erfahrung sollte dies auch bei kühlen Temperaturen praktiziert werden.

Laufkappe

Eigentlich ist das Tragen einer Laufkappe nur dann sinnvoll, wenn man mit wenigen oder gar keinem Resthaar ausgestattet ist und ständig der Sonne ausgesetzt ist. Ansonsten behindert sie nur die wichtige Kühlung des Kopfs, über den der Großteil der Körperwärme abgegeben wird. Selbst bei längeren Läufen ist es daher ratsam, die Kappe in schattigen Passagen so lange abzusetzen, bis man wieder der direkten Sonne ausgesetzt ist. Viele tragen zu dicke Modelle, z. B. Baseballkappen. Es gibt spezielle und sehr leichte Laufkappen aus Funktionstextilien mit luftdurchlässigem Netzmuster. Nach jedem Tragen mit lauwarmem Wasser auswaschen. Weiße Kappen sind unpraktisch, weil sie schneller Schmutzränder ansetzen. Außerdem weiß man inzwischen, dass dunkle Farben bei Sonne besser sind als helle oder weiße (siehe unten).

Trinksysteme

Wer bei warmen Temperaturen unterwegs ist, kommt ohne Flüssigkeitszufuhr aus, wenn der Lauf bis zu einer Stunde dauert. So lange reichen die Flüssigkeitsspeicher des Körpers auch in der Sommerhitze, vorausgesetzt, man ist ausreichend hydriert. Dies ist daran erkennbar, dass der Urin weiß bis hellgelb gefärbt ist. Wer länger unterwegs ist, tut gut daran, unterwegs zu trinken, am besten alle 15 min ein paar Schlucke Wasser oder Sportgetränk. Ideal funktioniert dies mithilfe eines sogenannten *Trinksystems*.

Darunter versteht man die praktischen tragbaren Trinkvorrichtungen, Hüftgurte mit Flaschen- bzw. Fläschchenhalter oder Trinkrucksäcke. Hüftgurte haben den Vorteil, dass sie den Laufstil kaum beeinflussen, da sie näher am Körperschwerpunkt liegen im Gegensatz zum Rucksack. Einen Kompromiss stellt eine Läuferweste dar, an der sich zusätzlich zum Trinkrucksack noch Flaschen in Brusthöhe verstauen lassen. Solche „großen Lösungen" sind allerdings eher für Läufe bzw. Touren im Gebirge geeignet als zum Laufen in zivilisierter Umgebung.

Einige Tipps:

- Immer sorgfältig anprobieren und mit gefülltem Inhalt ein paar Schritte laufen, idealerweise probieren Sie ein Gerät aus, das Sie sich von jemandem zum Ausprobieren geliehen haben.

- Trinkrucksäcke, aber auch Trinkflaschen sollten nach Gebrauch jeweils gut ausgespült werden und mit warmem Wasser, Spülbürste und Spülmittel gereinigt werden.

Laufsocken und Stützstrümpfe

Im Gegensatz zu Baumwollsocken bieten spezielle Laufsocken ein erhebliches Mehr an Komfort. Zum einen durch die Funktionstextilien, die dafür sorgen, dass Feuchtigkeit durch den Schuh nach außen transportiert wird und entsprechend Reibungsstellen vermieden werden. Zum anderen durch den Schnitt, der linke und rechte Exemplare ausweist; dazu kommen spezielle Verstärkungen im Fersenbereich und andere Besonderheiten.

Stützstrümpfe haben inzwischen aus dem medizinischen Einsatz Einzug in die Sportwelt gefunden. Entwickelt, um Durchblutungsstörungen an den Beinen zu behandeln sowie im Krankenhaus gegen Thrombosenbildung nach Operationen im Einsatz, versprechen sie Sportlern eine Leistungssteigerung beim Laufen. Nachgewiesen ist das bisher allerdings nicht, jedenfalls nicht in einer seriös anzusehenden Studie.

Frauen tragen Sport-BHs

Ein Sport-BH ist ein Muss für jede Frau mit Cup-Größe B und größer. Kleinere Größen sind auch in einem eng anliegenden Sporttop gut aufgehoben und gestützt. Spezielle Sport-BHs gibt es in ausreichender Auswahl von den gängigen Sportartikelherstellern sowie von Unterwäscheherstellern (Triumph, Schiesser u. a.). Ganz wichtig ist der gute Sitz, ohne Reibungsstellen zu provozieren. Die Textilien sollten eine Mischung sein aus elastischen Kunstfasern (Lycra, Spandex usw.) sowie Funktionsfasern (Coolmax, Tactel u. a.), um zu gewährleisten, dass Feuchtigkeit nach außen transportiert wird und keine feuchten Stellen entstehen, z. B. am Rand, die dann scheuern können. Beim Anprobieren sollten Sie außerdem auf Nähte und sonstige potenzielle Druckstellen achten, denn was beim Anprobieren nicht auffällt, kann sich unter ständiger Belastung zur unangenehmen Begleiterscheinung entwickeln. Informieren Sie sich über die aktuellen Modelle unter www.runnersworld.de

6.2.4 BEKLEIDUNG BEIM WETTKAMPF

Wenn ein Wettkampf bedeutet, dass man möglichst schnell vom Start ins Ziel kommen will, gilt für die Kleiderordnung: möglichst wenig anziehen. Wenn die Teilnahme an einem Wettkampf, vor allem bei längeren Strecken, z. B. einem Halbmarathon oder einem Marathon, bedeutet, dabei zu sein bzw. das Ziel mit Stil zu erreichen, gelten andere Bekleidungsregeln. Wer vier oder fünf Stunden und länger auf den Beinen ist, sollte sich so anziehen wie im Training auch, d. h. eventuell langärmeliges Funktionshemd in Kombination mit einer leichten Weste, falls es kühl ist, dazu Dreivierteltights und eine Kappe bei Sonnenschein. Ambitionierte Wettkampfläufer dagegen tragen Shorts in Kombination mit einem Funktions-T-Shirt oder einem ärmellosen Hemd (Singlet), selbst bei einem Marathon. Ist es kühl, tragen sie lediglich zusätzlich leichte Handschuhe, die bei Bedarf im Laufe des Rennens ausgezogen werden. Vor dem Start wird ein altes Sweatshirt darübergetragen oder ein zugeschnittener Müllsack, der kurz vor dem Start ausgezogen und weggeworfen wird.

6.3 ELEKTRONIK UND ANDERES GERÄT

6.3.1 DAS PULSMESSGERÄT

Ein Pulsmessgerät besteht aus einem Sensor mit Sender, der sich in einem Brustgurt versteckt, sowie einer Anzeige, die man als Uhr trägt. Wenn Sie laufen, um fit zu sein bzw. aus gesundheitlichen Gründen, um das Gewicht stabil zu halten oder weil Sie sich besser fühlen, benötigen Sie keinen Pulsmesser, um Ihre Ziele zu erreichen, denn es genügt, dass Sie in einem Tempo laufen, bei dem Sie sich bequem unterhalten können – und dazu ist kein Pulsmessgerät nötig.

Wenn Sie gerne technisches Gerät benutzen, weil Sie gerne wissen wollen, wie sich Ihre Herzfrequenz bei unterschiedlichem Lauftempo oder verschiedenen Laufbedingungen verändert, z. B. an einer Steigung oder beim Bergablaufen, oder wenn Sie Ihr Leistungsvermögen gezielt steigern wollen, schneller bzw. länger schneller laufen wollen und vielleicht an Wettkämpfen teilnehmen wollen, kann ein Pulsmessgerät durchaus hilfreich sein. Siehe Kap. 8.4 „Training nach Herzfrequenz".

Ein Pulsmessgerät bzw. eine Pulsuhr sollte neben der Herzfrequenz eine Zeitanzeige bieten sowie minimale Stoppfunktionen. Wichtig: Die Ablesbarkeit der Anzeige sollte klar und deutlich sein, die Ziffern nicht zu klein. Die meisten Geräte bieten auch eine Signalfunktion zur Anzeige von Minimal- und Maximalwerten (Zielzonenfunktion). Das ist für die Praxisanwendung kein Muss, und wen das Piepen nicht nervt, der erspart sich dabei das ständige Schauen auf die Uhr zum Ablesen des Pulswertes – eine lästige Begleiterscheinung des Trainings mit dem Pulsmessgerät. Zu den Funktionen, die nicht jeder braucht, zählt ein Zwischenzeitenspeicher. Ambitionierte Läufer brauchen das, andere eher nicht. Es gibt auch Geräte, die Trainingsbereiche ermitteln, Kalorien zählen und durchschnittliche Frequenzen berechnen – alles eine Frage des Preises. Der bewegt sich zwischen 20,- € (Billigware im Supermarkt) und 400,- €. Bei Geräten, die im Fachhandel erhältlich sind, ist zumindest gewährleistet, dass man bei Beanstandungen eine Anlaufstelle hat, was bei Geräten, die bei Tchibo oder Rossmann zu haben sind, nicht der Fall ist. Für Anfänger gibt es seriöse Modelle ab ca. 50,- €; je variantenreicher die Ausstattung, desto teurer ist natürlich das Gerät.

Die jeweils aktuellen Modelle von Pulsmessgeräten finden Sie bei *www.runnersworld.de* unter dem Link *Ausrüstung/Pulsuhren*.

Tipps zur Anwendung, zur Wartung und zur Pflege

- Der Brustgurt muss passen bzw. so verstellbar sein, dass er passt. Es gibt Sport-BHs, in die ein Brustgurt gelegt werden kann. Er muss fest sitzen, darf aber den Brustkorb nicht einengen. Legen Sie ihn so an, dass er fest unter dem Brustmuskel sitzt, bei Frauen unter dem Brustansatz.

- Die meisten Modelle ermöglichen Auswertungen per Computer nach dem Lauf.

- Wenn Sie den Sensor leicht anfeuchten, nachdem Sie den Gurt angelegt haben, beschleunigt dies die Messung bzw. Übertragung.

- Fehlanzeigen sind möglich, z. B. in der Nähe von Hochspannungsleitungen. Dies verfälscht natürlich ein Pulswertprotokoll. Auch bei einer Infektion ist die Herzfrequenz höher, von sportlicher Belastung ist abzuraten.

- Nach dem Laufen den Gurt abtrocknen und getrennt von der Uhr aufbewahren (schont die Batterie). Den Gurt ab und zu mit milder Seife waschen.

Distanzmesser

Das interessiert fast alle Läufer: Wie viele Kilometer bin ich gelaufen? Distanzmesser versprechen, hier Abhilfe zu schaffen. Meist gehören sie zu den Zusatzfunktionen eines höherwertigen Pulsmessgeräts (Preiskategorie 100,- € aufwärts).

Die Messgenauigkeit hängt allerdings stark davon ab, wie gleichmäßig das Lauftempo ausfällt, denn die Geräte sind nach Schrittlänge kalibriert. Weicht man vom Tempo ab, läuft also ungleichmäßig, verändert sich die gemessene Strecke entsprechend.

GPS-Uhren

Uhren mit GPS-Funktion oder besser: GPS-Sender mit integrierter Zeitanzeige und Stoppfunktion sind inzwischen mehr als ein Spielzeug für technikverliebte Sportler. Das Gerät misst über Satellitendaten die gelaufene Strecke und das Lauftempo. Die Verbesserung des Standards dieser Geräte, die seit einigen Jahren auf dem Markt sind, führte inzwischen dazu, dass sich die Abweichungen im tolerablen Rahmen bewegen. Probleme treten immer dann auf, wenn man im Wald unter dichtem Laubbewuchs läuft, weil dann die Datenübermittlung gestört ist.

Laufen mit Musik

Manche können nicht „ohne" laufen, andere würden es nie tun, weil sie lieber ihren Gedanken nachhängen – Laufen mit Musik im Ohr. Jeder sollte aber das tun, was Spaß macht, und das gilt auch für das Laufen mit Musik.

Einige Tipps für alle, die beim Laufen Musik hören:

- Bei lauter Musik sollten Sie auf Laufstrecken, die durch besiedeltes Gebiet führen, besonders sensibel auf andere Verkehrsteilnehmer achten, auf Autos genauso wie auf Radfahrer und Fußgänger. Passiert ein Unfall, sind Sie aus rechtlicher Sicht mitschuldig, auch wenn Sie den Unfall nicht verursacht haben.

- Bei Wettkämpfen, vor allem bei Großveranstaltungen mit mehreren tausend Teilnehmern, raten die Veranstalter in der Regel dazu, „ohne" zu laufen, weil sich dadurch Konflikte ergeben können bei dichtem Gedränge sowie bei Anweisungen von Ordnern.

6.3.2 DAS LAUFBAND

Ein Laufband verursacht Lärm, da führt kein Weg daran vorbei. Wenn Sie also in einer Mietwohnung leben, sollten Sie sich mit Ihren Wohnungsnachbarn gut verstehen bzw. sich mit ihnen abstimmen. Ein gutes Laufband bietet eine großflächige Auftrittsfläche und ist mit einem Motor ausgestattet, der stark genug ist, ein gleichmäßiges Tempo zu gewährleisten. Dazu kommen spezielle Ausstattungen, wie Steigungs- oder Gefällstreckeneinstellung oder integrierte Pulsmesser und Kalorienzähler. Eine Reling beidseitig (zum Abstützen) und eine Vorrichtung frontal, auf der eine Trinkflasche Platz findet, sollten zum Standard gehören. Die Preise bewegen sich je nach Ausstattung zwischen 800,- und 5.000,- € oder mehr. Die teureren Modelle zeichnen sich bei Läufbän-

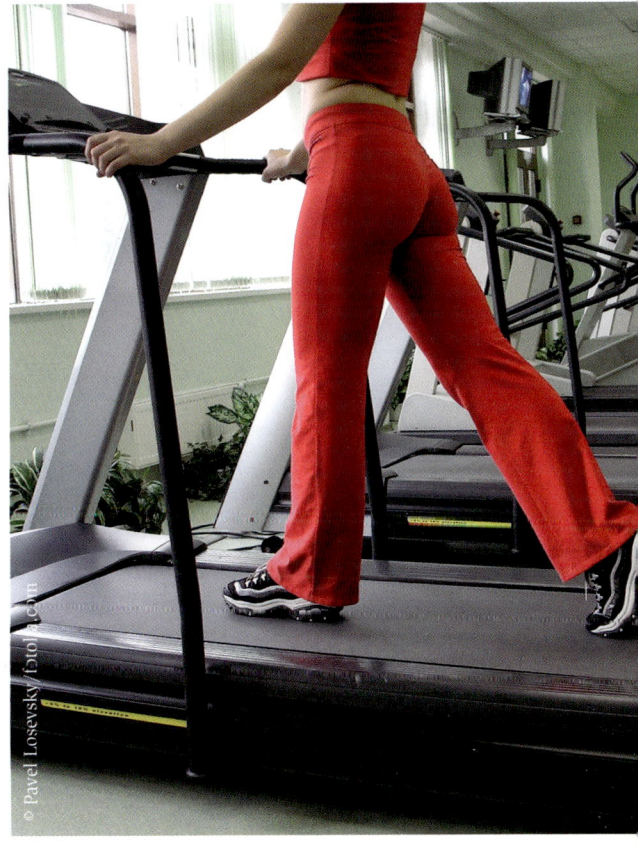

© Pavel Losevsky/fstol...com

dern, anders als bei anderen Geräten, nicht nur durch ein Mehr an Ausstattung und Gimmicks aus, sondern bieten einfach mehr Stabilität. Sie sind aber auch meist größer und schwerer und somit eher für Kellerräume in Eigenheimen geeignet als für den vierten Stock eines Mehretagenhauses.

6.3.3 LAUFKINDERWAGEN

Wer gerne zwei Fliegen mit einer Klappe schlägt und im Familienalltag das Nötige mit dem Nützlichen bzw. dem Hobby verbinden will, ist mit einem Laufkinderwagen bestens ausgerüstet. Dies ist wichtig bei der Anschaffung eines solchen Geräts, das auch als normales Transportmittel für die Kleinen genutzt werden kann. Es gibt Kinderwagenmodelle, die sich auch für das Laufen eignen; sie sind leichter als gewöhnliche Kinderwagen und haben größere Räder und sind begrenzt geländegängig. Spezielle Laufkinderwagen dagegen haben richtig große Räder, sie rollen leicht und bieten einen stabilen Geradeauslauf. Die Schiebestange sollte höhenverstellbar sein. Das Kind sollte schon sitzen können und den Kopf sicher halten, also etwa ab dem sechsten bis neunten Monat. Achten Sie darauf, dass das Kind angegurtet, warm genug angezogen und vor der Sonne geschützt ist. Der Wiederverkaufswert dieser speziellen Laufkinderwagen ist recht hoch. Neue Modelle kosten zwischen 200,- und 1.000,- €. Infos unter *www.runnersworld.de*, Link: Ausrüstung.

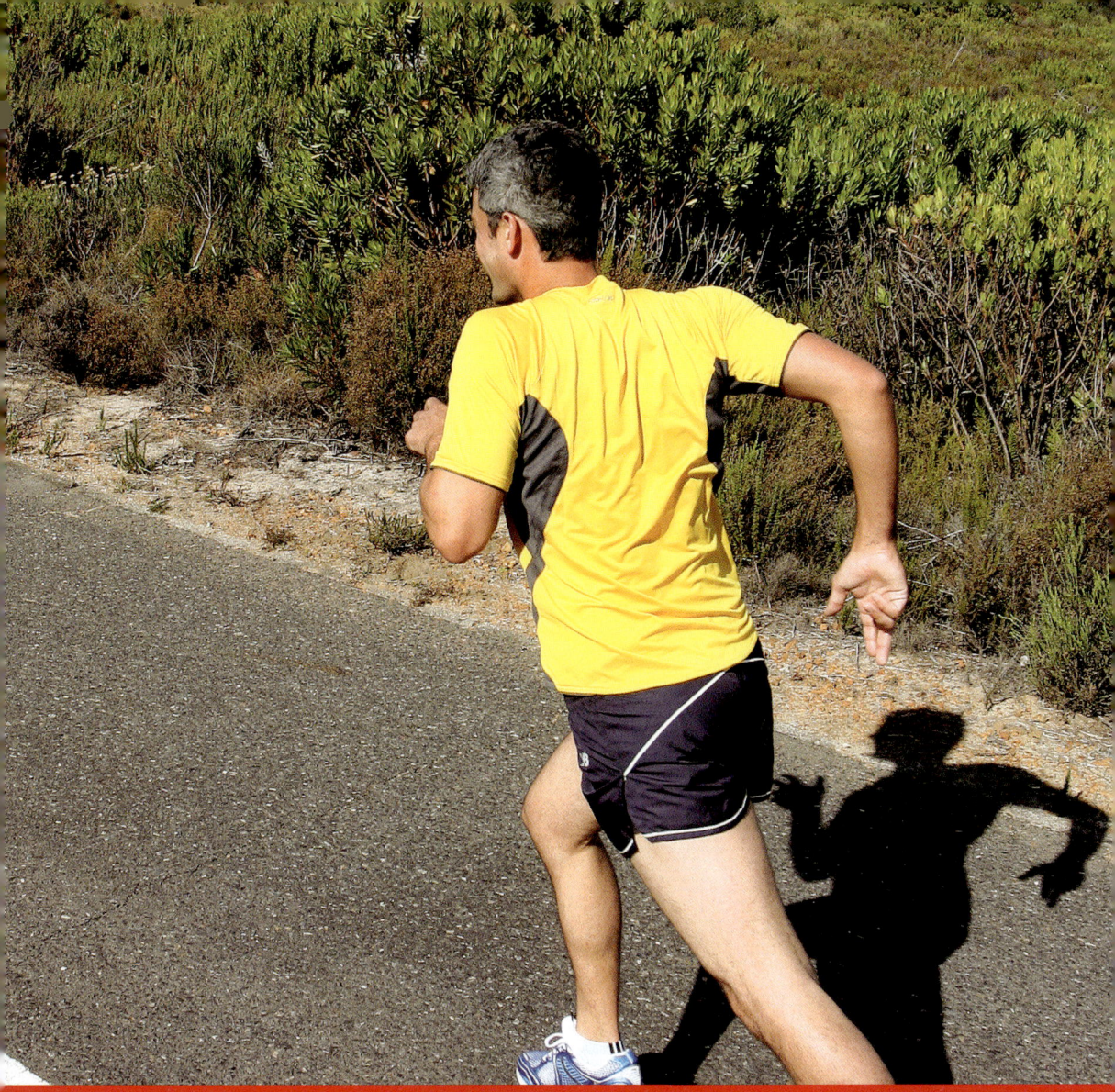

KAPITEL 7

BESCHWERDEN UND VERLETZUNGEN

7.1 BESCHWERDEBILD, GRÜNDE, BEHANDLUNG, ERSATZTRAINING, VORBEUGUNG

In meinem Läuferleben hatte ich immer wieder mit Beschwerden und Verletzungen zu tun. In erster Linie sammelte ich Erfahrungen mit Beschwerden an der Ferse, zunächst waren dies Achillessehnenprobleme, später schlug ich mich mehrfach mit einer Haglund-Ferse herum, dazu erlebte ich, wie sich Plantar Fasziitis bzw. ein Fersensporn (plantar) anfühlt. Aber auch Schienbein, Knie und Hüfte blieben nicht verschont, wenngleich Beschwerden an diesen Stellen seltener auftraten. In meiner knapp 20-jährigen Tätigkeit als Redakteur von Laufpublikationen habe ich unzählige Anfragen von Läuferinnen und Läufern erhalten und bearbeitet bzw. von unseren medizinischen Experten beantworten lassen und kenne die Not, die viele plagt, die gerne laufen möchten, aber aus Verletzungs- bzw. Krankheitsgründen darauf verzichten müssen.

Dies in Verbindung mit vielfältigen eigenen Erfahrungen lässt mich folgendes Fazit ziehen: Zum einen lohnt es sich, auszuprobieren, wie man die Verletzungsprobleme in den Griff bekommt. Ich habe z. B. phasenweise nur Laufschuhe getragen, bei denen meine Achillessehne nicht schmerzte. Paradoxerweise waren dies Billigschuhe, die es im Laufshop gar nicht gab, doch genau dieser Erfolg spricht für solche Experimente. Zweitens lohnt es sich, zu pausieren bzw. die Pause mit Ersatztraining zu füllen.

Ich bin z. B. wegen Schienbeinschmerzen nie zum Arzt gegangen, sondern habe einfach einige Tage pausiert oder bin geschwommen und bin dann vorsichtig wieder eingestiegen. Lieber ein paar Tage länger pausieren, als zu früh wieder mit dem Laufen beginnen, denn diese Ungeduld führt oft dazu, dass die Beschwerden chronisch werden, und dann ist eventuell eine Monate dauernde, lange Pause vonnöten.

Als ich an einer hartnäckigen Haglund-Ferse laborierte, bin ich regelmäßig geschwommen. Eine Operation konnte ich durch solche Laufpausen beide Male vermeiden. Dankbar bin ich den behandelnden Orthopäden, die

Verständnis dafür hatten, dass auch Freizeitsportler eine ernsthafte Auseinandersetzung mit dem Beschwerdebild erwarten können. Es gibt nicht wenige Ärzte, die einen schnell mit der Aussage konfrontieren: „Lassen Sie das Laufen bleiben, dann haben Sie keine Probleme mehr." Mit einer Ausnahme riet mir keiner, das Laufen aufzugeben.

Ein Orthopäde, der neben seiner Praxistätigkeit leitender Arzt eines Olympiastützpunktes war und in der Behandlung von Hochleistungssportlern tätig, riet mir in der Behandlung meiner Haglund-Ferse zu Umschlägen mit Magerquark – ein Hausmittel.

Ich kann diesen Behandlungsversuch nur empfehlen – probieren Sie es aus bei Verletzungsproblemen an der Ferse oder am Knie bzw. bei stumpfen Verletzungen allgemein.

Die Behandlungsvorschläge bei Laufbeschwerden, die Sie hier erhalten, sind also eine Mischung aus klassisch-traditionellen Methoden und Eigenerfahrungen einer großen Anzahl Läufer.

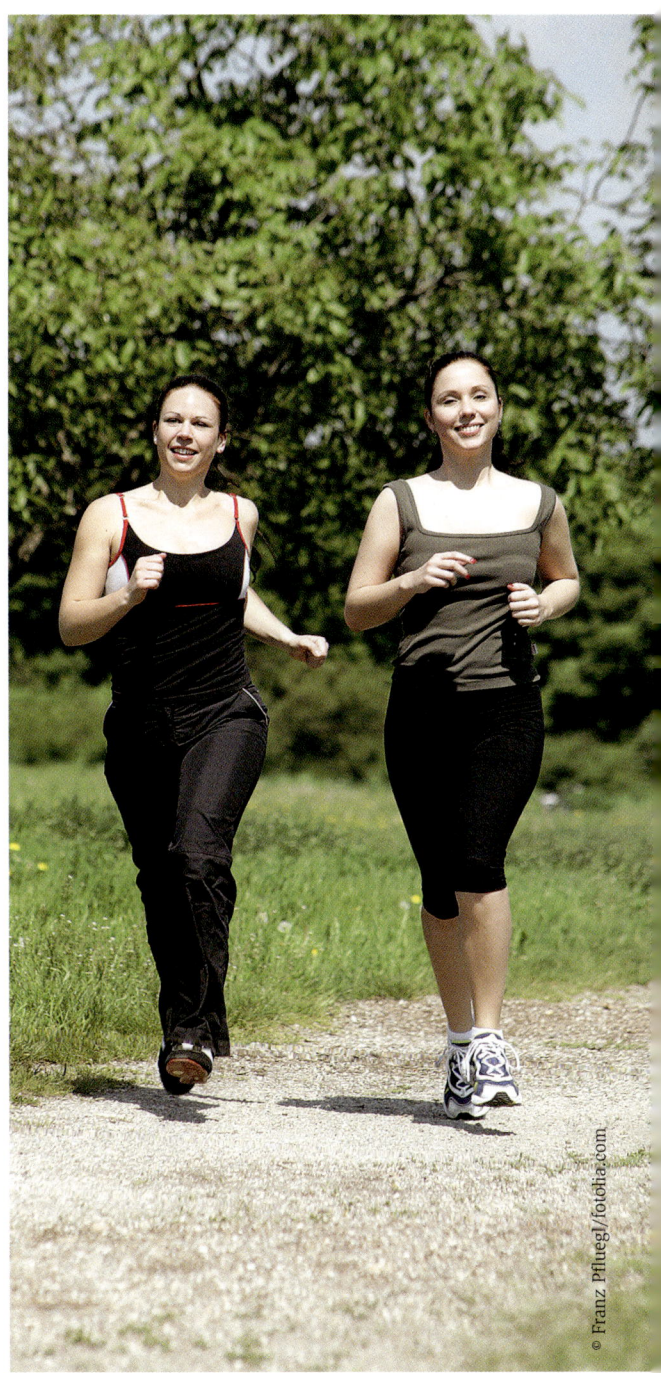

7.2 FUSS

Der Fuß ist das erste Glied in der Kette der Körperteile, die das Körpergewicht bei jedem Laufschritt heben und wieder abfangen. Schwachstellen in anderen Körperregionen (z. B. verkürzte Muskulatur und, damit verbunden, eine fehlerhafte Körperstatik) kann der Fuß nur bedingt ausgleichen. Vor allem bei stärkerer Beanspruchung treten dann Beschwerden auf. Die häufigsten Verletzungen am Läuferfuß treten an der Ferse auf.

7.2.1 ACHILLESSEHNENREIZUNG/-ENTZÜNDUNG

Dabei handelt es sich um eine Reizung bzw. Entzündung des Gleitgewebes der Achillessehne (Achillodynie). Die Achillessehne verbindet die Wadenmuskulatur mit dem Fuß bzw. der Ferse und ist bei jedem Schritt hohen Belastungen ausgesetzt, speziell bei Tempo- und Bergaufläufen. Im Extremfall kann die Sehne reißen (bei Läufern eher selten). Erste Anzeichen sind ein Ziehen nach dem Laufen. Erfolgt nach ersten Symptomen keine Behandlung, wird die Entzündung chronisch und muss im Extremfall operiert werden. Der chronische Verlauf ist dadurch gekennzeichnet, dass der Schmerz nur in den ersten Laufminuten auftritt und bald zurückgeht, nach dem Laufen aber wiederkommt.

Grund:
Verkürzte Wadenmuskulatur (durch Vernachlässigung von Dehnübungen) im Zusammenwirken mit hohen bzw. erhöhten (ungewohnten) Belastungen (Steigerung der Trainingsintensität), falsche Laufschuhe. Tempoläufe, Sprints, Bergaufläufe oder lange und bisher ungewohnte Ausdauerbelastungen, welche die Wadenmuskulatur ermüden lassen. Auch wenn die hintere Oberschenkelmuskulatur verkürzt ist, wirkt sich dies negativ auf die Wadenmuskulatur aus. Menschen mit Hohlfuß sind wegen der mangelnden Flexibilität des Fußes anfälliger für Achillessehnen- bzw. Fersenprobleme. Auch beim Vorfußlaufen ist die Belastung der Wadenmuskulatur bei jedem Schritt erheblich höher als beim Abrollen über die Ferse. Frauen, die regelmäßig und länger am Tag High Heels tragen, sind auf Grund der dadurch verkürzten Wadenmuskulatur bei sportlicher Belastung anfällig für Achillessehnenbeschwerden.

Behandlung:

Nach ersten Anzeichen sofort Eisbehandlung und danach 3 x täglich, mindestens einige Tage (3-7) Laufpause. Über Nacht einen Umschlag mit Magerquark – der Versuch ist es wert. Tragen Sie in der Beschwerdephase keine flachen Schuhe, sondern solche, die im Fersenbereich leicht höher gestellt sind, z. B. Laufschuhe, um die Achillessehne zu entlasten. Laufen Sie in dieser Phase nicht barfuß. Lassen die Beschwerden nicht nach, suchen Sie einen Arzt auf. Anmerkung: Kaum eine der typischen Laufverletzungen ist besser selbst zu behandeln als Achillessehnenbeschwerden, denn auch der Arzt wird Ihnen zur Laufpause raten und voraussichtlich Maßnahmen verschreiben, welche die Durchblutung fördern (Ultraschall, Strombehandlung). Querfriktion, eine spezielle Massagetechnik, kann hilfreich sein (verschreibbar). Auch Wechselfußbäder sind hilfreich. Der wichtigste Schlüssel zum Erfolg ist die Einsicht des Patienten, dass eine Laufpause unvermeidlich ist. Der Einsatz von Anti-Entzündungs-Medikamenten ist umstritten, da diese dazu verleiten, zu früh wieder zu belasten bzw. trotzdem zu laufen.

Ein Physiotherapeut, der über eine Ausbildung der verschiedensten Techniken verfügte und mehr an einen Chiropraktiker erinnerte, befreite mich einmal von meinen Achillessehnenproblemen, indem er den Grund in einer statischen Fehlstellung meines Körpers feststellte, hervorgerufen durch muskuläre Dysbalancen, die gesamte Rumpfmuskulatur betreffend. Nach sechs Wochen und 12 Behandlungen bei gleichzeitiger Laufpause waren die Schmerzen verschwunden.

Bevor die Sehne wieder Laufbelastungen ausgesetzt wird, sollte flottes Gehen von einer Stunde Dauer ohne Schmerzen möglich sein. Dann zunächst mit langsamen, kurzen Läufen beginnen, und zwar auf flachem, ebenem Untergrund, am besten auf einer Laufbahn mit Kunststoffbelag. Bei Wiederaufnahme der Trainingsbelastung ist darauf zu achten, dass zwischen verschiedenen Laufschuhen abgewechselt wird, begleitet von regelmäßigen Dehnübungen. Einer Warmlaufphase von 10-15 min in niedrigstem Tempo folgt eine kurze Dehnung der Waden- und hinteren Oberschenkelmuskulatur.

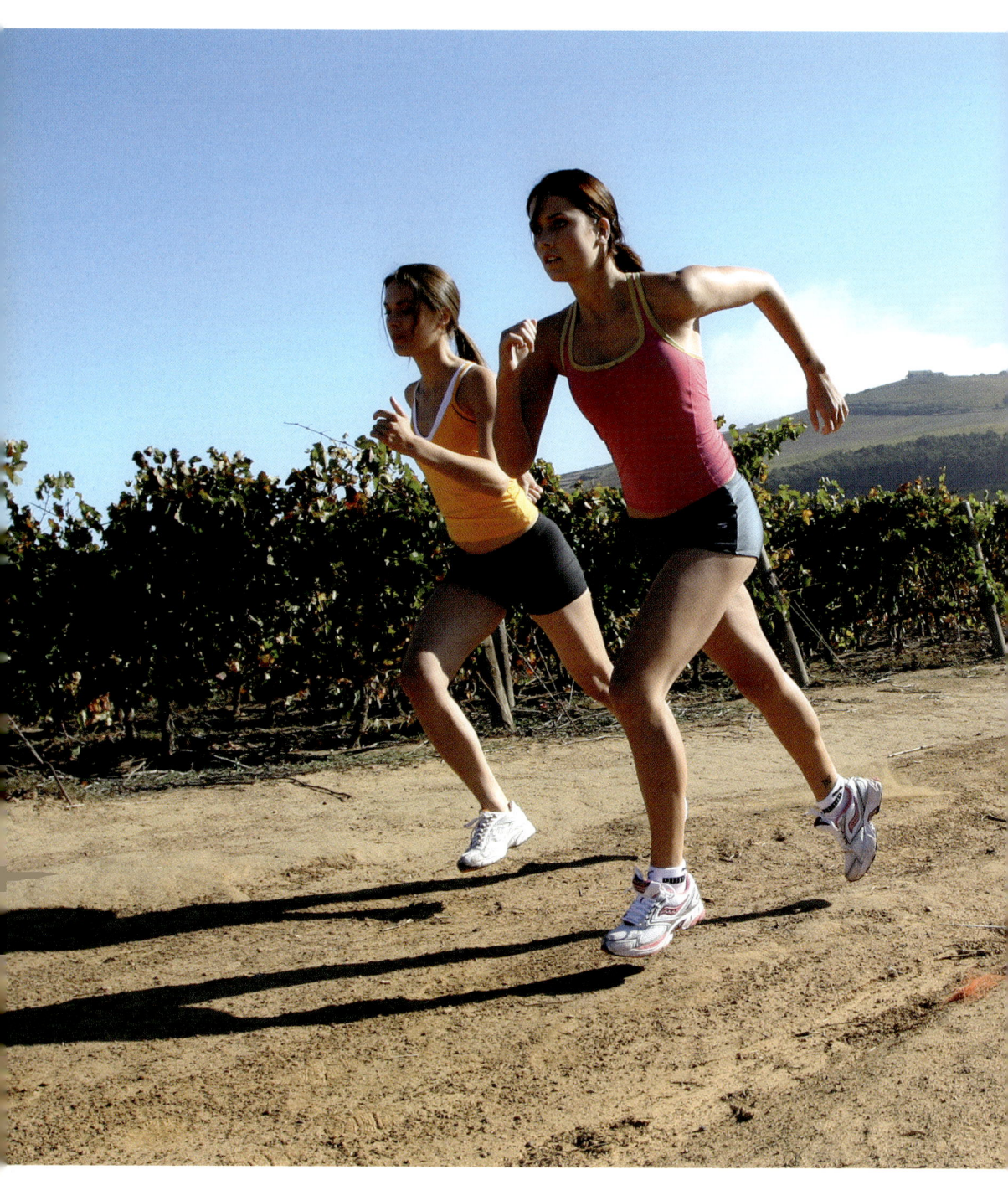

Ersatztraining:
Aquajogging, Schwimmen sowie (mit Einschränkung) Radfahren (z. B. Spinning, soweit kein Druck auf die Sehne erfolgt).

Vorbeugen:
Dehnungsprogramme, die neben der Wadenmuskulatur auch die vordere und hintere Oberschenkelmuskulatur umfassen. Regelmäßige Wechselbäder (heiß-kalt), z. B. vor den Dehnübungen. Zu stark dämpfende Laufschuhe meiden. Bei Wiederaufnahme von Tempo- und Bergaufläufen die Dosis langsam steigern. Bei Anfälligkeit für Achillessehnenprobleme (z. B. Hohlfuß, Vorfußlaufen) Vorsicht bei Tempo- und Bergaufläufen, keine Spikes tragen. Der ehemalige 1.500-m-Weltrekordler Steve Ovett lief seine Temposläufe aus diesem Grund auf der Straße. Kräftigung: Auf einer Treppe stehend, das Bein wechselnd aus abgesenkter Fersenposition in den Zehenstand heben und wieder senken, mehrfache Ausführung.

7.2.2 HAGLUND-FERSE

Verdickung am Fersenbein, früher auch Fersensporn genannt (es gibt auch einen „Fersensporn", der am Ansatz der Plantarsehne sitzt, die unter dem Fuß verläuft und den Vorfuß mit der Ferse verbindet). Bei der Haglund-Ferse handelt es sich um eine in der Konsistenz schwammartige, aber knöcherne Ablagerung, eine Verdickung des Fersenhöckers, die auf Grund des Zuges der Achillessehne bzw. der Wadenmuskulatur entsteht und wächst, wenn man weiterläuft und nichts dagegen unternommen wird. In der ausgewachsenen Version ist diese Verdickung druckempfindlich, Straßenschuhe aus Leder passen dann nicht mehr bzw. lassen sich nur unter Schmerzen tragen. Laufen ist je nach Ausprägung noch möglich (wenngleich nicht empfehlenswert), denn nach einer Aufwärmphase ist oft nichts zu spüren; erst nach dem Laufen tritt der Schmerz wieder auf. In fortgeschrittenem Stadium entzündet sich der Schleimbeutel bzw. das umliegende Gewebe.

Grund:

Zu starke Belastung (Zug) der Achillessehne am Fersenbein durch zu hohen Umfang bzw. zu hohe Intensität im Training; zusätzlich kann Veranlagung mit im Spiel sein (z. B. Hohlfuß).

Behandlung:

Zu den ersten Maßnahmen zählen: Eisbehandlung und Reduzierung der Belastung bzw. Laufpause. Bei Alltagsschuhen jeglichen Druck im Fersenbereich vermeiden bzw. Schuhe tragen, die entweder keine Fersenkappe haben oder bei Straßenschuhen aus Leder die Fersenkappe bzw. Fersenverstärkungen vom orthopädischen Schuhmacher entfernen lassen (teilweise vom Arzt verschreibbar). Umschläge mit Magerquark (kann über mehrere Wochen hinweg erfolgen) können unterstützend wirken. Die Behandlung durch den Orthopäden kann mehrere Maßnahmen zum Rückgang der Entzündung beinhalten, von durchblutungsfördernden und entzündungshemmenden Maßnahmen bis hin zur Stoßwellentherapie.

Der letzte Ausweg ist eine Operation, bei der die knöcherne Erhebung entfernt wird. Diese Maßnahme dauert zusammen mit der langen Genesungs- und Schonphase bis zum Wiederbeginn des Trainings in etwa genauso lang wie eine Laufpause, die rechtzeitig eingelegt wird, bevor sich die Beschwerden soweit entwickeln – nämlich mehrere Monate. Die Problematik dieses Verletzungsbildes liegt darin begründet, dass ein Weiterlaufen meist irgendwie möglich ist und sich der Zustand dadurch weiter verschlimmert. Außerdem gewöhnen sich ambitionierte Läufer, die erfahrungsgemäß Probleme damit haben, sich einzugestehen, dass Laufen in dieser Situation genau das Falsche ist, zunehmend an den Schmerz; dies kann bis zu einer gewissen Schmerztoleranz führen, sodass letztendlich nur eine Operation als Ultima Ratio übrig bleibt.

Ersatztraining:

Aquajogging, Schwimmen.

Vorbeugen:

Siehe Achillessehnenentzündung.

7.2.3 PLANTAR FASZIITIS

Auch als plantarer Fersensporn bezeichnet, handelt es sich hier um eine Reizung und im Verlauf (bei fortwährender Belastung) um einen zunehmend entzündlichen Prozess im Bereich des Ansatzes der Plantarsehne an der Unterseite des Fersenbeins (Fersenpolster). Diese Sehnenplatte verläuft unter dem Fußgewölbe und verbindet den Fußballen mit der Ferse. Falls nicht sofort eine Laufpause erfolgt, kann sich die Reizung mit der Zeit zu einem ausgewachsenen Fersensporn am Ansatz der Plantarfaszie am Fersenbein entwickeln, der im extremen Fall einen operativen Eingriff erforderlich macht. Starker Auftrittsschmerz ist die Folge, vor allem morgens nach dem Aufstehen und zu Beginn eines Laufs. Am besten vermeidet man nach erstmaligem Auftreten jegliche Belastung, um eine Verschlimmerung zu vermeiden.

Grund:
Zu hohe Belastung bei gleichzeitig verkürzter Waden- und Zehenmuskulatur; zusätzliche Anfälligkeit bei Hohlfußdisposition, Überpronation und Vorfußlaufstil, auch falsche bzw. durchgelaufene Laufschuhe können dazu beitragen.

Behandlung:
Laufprogramm reduzieren bzw. Laufpause (4-6 Wochen), Eisbehandlung nach dem Lauf und 3 x täglich. Polsterung mit Aussparung im Fersenbereich bei den Schuhen, die tagsüber getragen werden. Schlägt die Selbstbehandlung mit Laufpause nicht an, kann der Orthopäde Physiotherapie verschreiben. In schweren Fällen wird Cortison gespritzt, im Extremfall ist eine Operation nötig.

Ersatztraining:
Aquajogging, Schwimmen, Radfahren bzw. Spinning (solange kein Druck auf die Ferse ausgeübt wird).

Vorbeugen:
Dehnen der Waden- und Zehenmuskulatur: Im Sitzen die Zehen in Richtung Knie ausrichten, mehrfach wiederholen. Zehen im Sitzen mit einem Handtuch zum Körper ziehen (Knie durchgestreckt).

7.3 KNIE

Bei Schmerzen am bzw. rund ums das Knie ist bei der Ursachenforschung in jedem Fall gefordert, Fehlstellungen (Füße bzw. Hüfte, Beinlängendifferenz, X- oder O-Beine) aufzuspüren, die sehr oft Hauptverursacher sind. Auslösende Faktoren sind dann Überbelastung oder ungewohnte Belastungen. Weitere Faktoren können eine Rolle spielen:

- Bergabläufe,
- zu hohes Körpergewicht und
- falsche Schuhe.

Zu den häufigsten Beschwerden und Verletzungen am Knie bei Läufern zählen Chondromalizie, Patellaspitzensyndrom (Kniescheibe) und Iliotibialbandsyndrom. Eine Meniskusschädigung tritt allein durch Laufen in der Regel nicht auf, doch statische Dispositionen (X- bzw. O-Beine) sorgen für eine Belastung der Menisken. Auch Vorbelastungen durch frühere Ausübung von gefährdenden Sportarten, wie Fußball, Handball, Basketball, Squash, Badminton oder Tennis, können sich auswirken.

7.3.1 CHONDROMALIZIE

Schmerzen rund um die Kniescheibe oder unter der Kniescheibe, oft nach Läufen im hügeligen oder bergigen Gelände. Der Knorpel hinter der Kniescheibe sorgt dafür, dass die Kniescheibe in ihrem Gleitlager beweglich ist; er wird durch einseitige Belastung abgerieben. Manchmal ist das Reiben der Knorpel hörbar. Das Verletzungsmuster ist auch als *Runner's Knee* bekannt.

Grund:
Muskuläres Ungleichgewicht (Dysbalance) im Bereich Oberschenkel, Hüfte, Rücken. Einseitige Belastung (Laufen auf schrägem Untergrund, z. B. Strand), Überbelastung („gefördert" durch eine nicht ausreichend gekräftigte Oberschenkelmuskulatur), Bergabläufe, Überpronation oder Fehlstellung (Hüftschiefstand, Körperstatik) können als Ursache in Frage kommen.

Behandlung:

Laufpause (erst einmal mehrere Tage), 3 x täglich mit Eis einreiben, gut gedämpfte Laufschuhe tragen. Eine ganzheitliche Untersuchung bezieht z. B. eine Schiefstellung der Hüfte mit ein; eine entsprechende Behandlung beseitigt gezielt muskuläre Dysbalancen unter Einbeziehung der Kräftigung von Rücken- und Bauchmuskulatur. Der Orthopäde kann Einlagen verschreiben. In schweren Fällen (selten) kann ein operativer Eingriff nötig sein.

Ersatzsport:

Aquajogging, Schwimmen (Kraulstil), Radfahren/Spinning (soweit kein Druck auf das Knie wirkt bzw. dieses Bewegungsmuster schmerzfrei durchführbar ist).

Vorbeugen:

Kräftigungs- und Dehnübungen für die Oberschenkelmuskulatur (Quadrizeps, Hamstring), das Iliotibialband und die Gesäßmuskulatur. Bergabläufe nicht übertreiben bzw. langsam die Dosierung steigern. Beim Laufen schräge Untergründe meiden (Strand, abfallende Straßenseite).

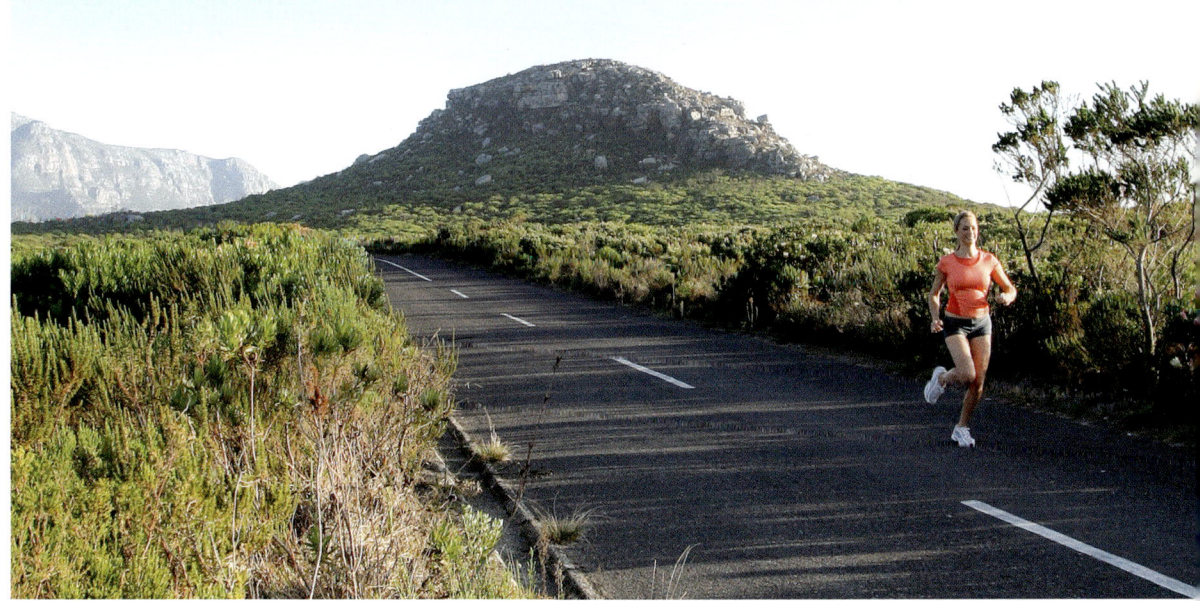

7.3.2 ILIOTIBIALBANDSYNDROM

Es handelt sich um eine Reizung (meist) an der Außenseite des Knies (Scheuersyndrom). Der Schmerz tritt entweder an der Oberschenkelaußenseite kurz über dem Kniegelenk auf oder an der Außenseite der Hüfte; er betrifft jeweils das Iliotibialband, das vom Becken über die Oberschenkelaußenseite zum Knie verläuft.

Grund:
Überlastung, oft bei gleichzeitiger Schwäche der Gesäßmuskulatur.

Behandlung:
Laufpause (mehrere Tage), Eisbehandlung 3 x täglich, Dehnen. Tipp: Legen Sie sich seitlich auf eine Schaumstoffrolle und rollen Sie im Seitstütz zwischen Hüfte und Knie hin und her; das kann leicht schmerzen, hilft aber.

Ersatzsport:
Aquajogging, Schwimmen (Kraulstil), Radfahren bzw. Spinning, soweit es beschwerdefrei möglich ist.

Vorbeugen:
Kräftigen und Dehnen der Oberschenkelmuskulatur (vorne und hinten), der Gesäßmuskulatur, Dehnen des Iliotibialbandes. Nicht auf schrägem Untergrund laufen (Strand, abfallende Straßenseite), Korrekturen im Rahmen der statischen Disposition (Laufschuhe, evtl. Einlagen).

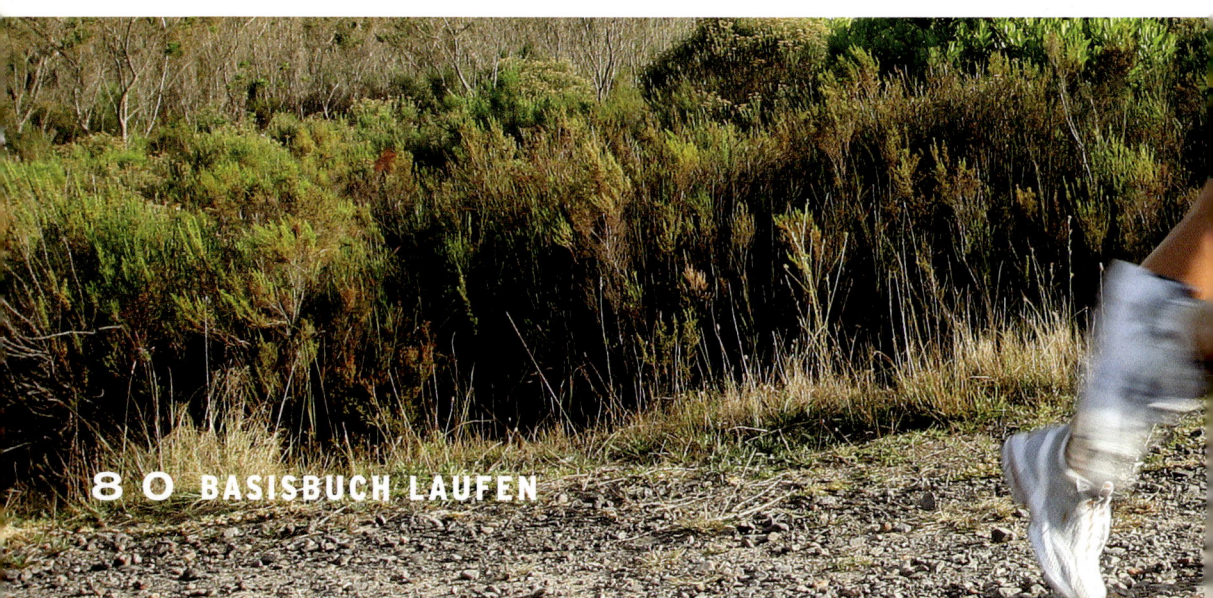

7.3.3 PATELLASPITZENSYNDROM

Auch als *Jumper's Knee* bezeichnet, weil es ein typisches Verletzungsmuster bei Sportarten darstellt, bei denen Sprünge eine wichtige Rolle spielen (Basketball, Volleyball, Dreisprung, Weitsprung), aber auch bei Läufern, allerdings vornehmlich bei Sprintern und Mittelstreckenläufern. Die Schmerzen treten an der Kniescheibe auf; der Schmerz nimmt zu, wenn man den Oberschenkelmuskel gegen einen Widerstand anspannt.

Grund:
Starke Belastung auf das Knie, z. B. bei Sprüngen (siehe oben) oder bei Kniebeugen mit Hanteln.

Behandlung:
Laufpause, Ruhigstellung, Eisbehandlung 3 x täglich. Kräftigung der ischiocruralen Muskulatur (im Bereich Lendenwirbelsäule, Gesäß und Hüfte), Dehnung des vorderen Oberschenkelmuskels.

Ersatzsport:
Aquajogging, Schwimmen (Kraulstil).

Vorbeugen:
Kräftigen und Dehnen der Oberschenkelmuskulatur sowie der Gesäßmuskulatur. Vorsicht bei Bergabläufen (in der Dosierung langsam steigern).

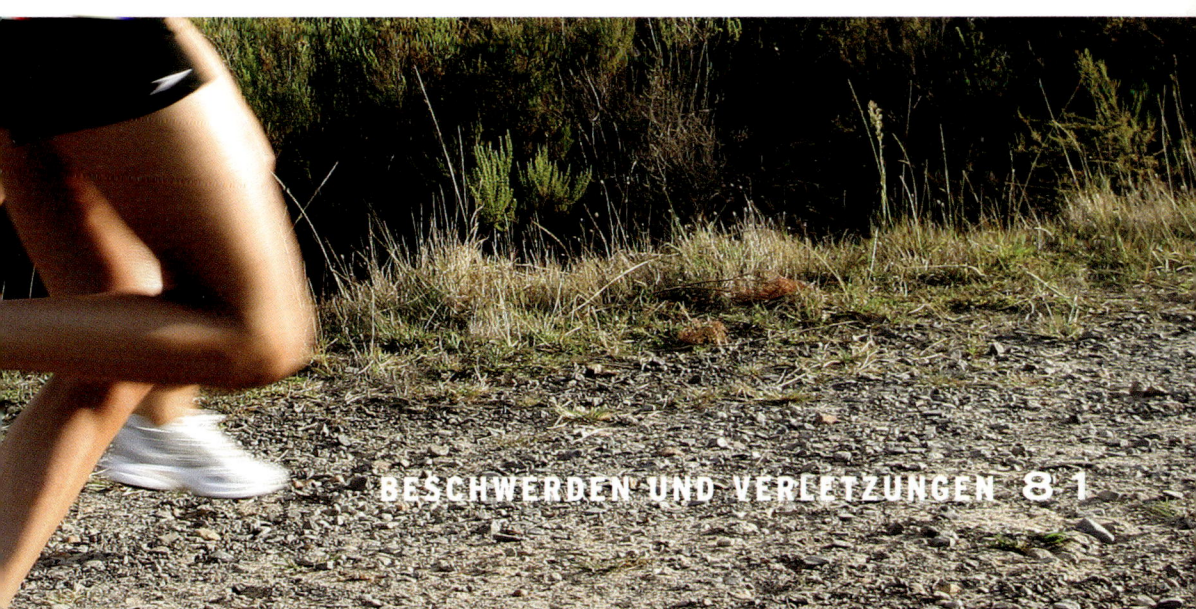

7.4 UNTERSCHENKEL

7.4.1 SCHIENBEINKANTENSYNDROM (SHIN SPLINTS)

Entzündung der Knochenhaut des Schienbeins, meist spürbar durch stechenden Schmerz im unteren Bereich des Schienbeins, der ein Laufen unmöglich macht und auch im Alltag beim Gehen spürbar ist, vor allem beim Treppabgehen.

Grund:

Häufigste Ursache ist eine zu starke Pronation (Einknicken nach innen des Fußes beim Auftreten) bzw. ein Knick-Senk-Fuß, außerdem tragen Überlastung, zu rapide Steigerung der Belastung, Tempoläufe, Bergaufläufe oder ausgetragene Laufschuhe ihren Teil zu dem Problem bei. Laufanfänger sind besonders anfällig, vor allem solche, die von ihrer konditionellen Verfassung her schnell Fortschritte machen und daher dazu tendieren, die Belastung zu schnell zu steigern.

Behandlung:

Pause (mehrere Tage), Eisbehandlung, nachts Quarkumschläge; ausprobieren, ob der Schmerz beim normalen Gehen auftritt bzw. beim schnellen Gehen, mit langsamem Joggen an Belastung herantasten; kein schnelles Laufen, viel Geduld. Orthopädische Untersuchung, MRT, eventuelle Fehlbelastungen herausfinden, Schuheinlagen.

Ersatzsport:

Aquajogging, Schwimmen, Radfahren bzw. Spinning, falls schmerzlos möglich.

Vorbeugen:

Belastung nie mehr als 10 % zur Vorwoche steigern. Dehnen und Kräftigen der Beinmuskulatur, insbesondere der Waden- und Fußmuskeln, Fußgymnastik. Laufschuhe und Laufterrain abwechseln. Übung zur Kräftigung der Unterschenkelmuskulatur: auf einer Treppe in den Zehenstand (auch einbeinig) und zurück, sodass die Ferse über die Treppenstufe absinkt. Mehrfach wiederholen.

7.5 HÜFTE UND RÜCKEN

Die Muskulatur der Hüftregion spielt eine entscheidende Rolle bei sportlicher Aktivität, spielt sie doch sozusagen eine Rolle als „Verteiler" bzw. als „Vermittler" zwischen dem Rumpf und den Oberschenkeln.

7.5.1 VERKÜRZUNG DES HÜFTBEUGERS

Der Darmbein-Lenden-Muskel (M. iliopsoas) ist für die Hüftbeugung „zuständig". Bei Läufern ist er oft verkürzt, was sich durch einen ziehenden Schmerz im Gesäßbereich bemerkbar macht (Psoassyndrom). Dies führt zu einer Behinderung der Streckung im Hüftgelenk; der Schmerz kann bis in den Kniebereich ziehen. Folge (neben dem Schmerz) ist ein verkürzter Schritt.

Grund:
Eine ständige Fehlbelastung, zum Beispiel durch ausgiebige sitzende Tätigkeiten (Bürojob), kann zu einer Verkürzung dieses wichtigen Muskels führen.

Behandlung:
Ausgiebiges Dehnen, das zunächst nach Anleitung durch einen Physiotherapeuten erfolgen sollte sowie nach Aufwärmen (z. B. Fango). Wenn Sie diesen Muskel erspüren wollen, setzen Sie sich aufrecht auf einen Stuhl und schlagen ein Bein über das andere, sodass das aufliegende Bein in etwa oberhalb des Knöchels aufliegt. Legen Sie die rechte Hand auf den linken Fuß, die linke Hand auf das linke Knie und beugen Sie sich nach vorne, wobei der Rücken durchgedrückt bleibt. Schon bald spüren Sie ein Ziehen im Gesäß und haben den betreffenden Muskel „gefunden".

Ersatzsport:
Schwimmen.

Vorbeugung:
Die oben genannte Dehnübung sollte in ein regelmäßiges Dehnprogramm integriert sein.

7.5.2 ISCHIAS, BANDSCHEIBENVORFALL

Beide Krankheitsbilder entstehen durch degenerative Prozesse, durch falsches und zu viel Sitzen sowie durch verkürzte Muskeln im Rumpfbereich und an den Oberschenkeln. Die Bandscheiben fransen aus und lassen in der Folge zu, dass sich der gallertartige Inhalt der Zwischenwirbelscheibe nach außen drückt und auf die Nervenwurzel drückt, was erhebliche Schmerzen verursacht.

Grund:

Sowohl Ischias als auch der Bandscheibenvorfall als die „fortgeschrittene Variante" entstehen nicht durch Laufen, sie können allerdings im Zusammenhang mit Laufaktivität ausbrechen; das Laufen, vor allem bergab, kann dabei als Auslöser fungieren. Ansonsten tritt ein Bandscheibenvorfall gerne nach dem Heben schwerer Gegenstände bei falscher Körperhaltung auf sowie nach langem und falschem Sitzen (Auto, Zug, Flugzeug). Beide Krankheitsbilder entstehen durch degenerative Prozesse, durch falsches und zu viel Sitzen sowie durch verkürzte Muskeln im Rumpfbereich und an den Oberschenkeln.

Behandlung:

Bei Ischias ist Ruhe empfehlenswert, in jedem Fall Laufpause. Eventuell kann ein Orthopäde durch Lösen einer Blockade eine Besserung beschleunigen. Nach 2-3 Tagen sollte eine Besserung eintreten.

Bei einem Bandscheibenvorfall, der sich dadurch „auszeichnet", dass bestimmte Bewegungen mit größten Schmerzen verbunden bzw. nicht möglich sind und auch das Liegen problematisch wird, sollte man sofort einen Arzt aufsuchen. Der Orthopäde wird zunächst versuchen, den entzündlichen Prozess und die Schmerzen zu lindern (Spritzen), bis sich die gereizte Muskulatur wieder beruhigt hat. Danach steht Physiotherapie auf dem Programm (manuelle Therapie mit Fango und Flexibilitätsübungen) und, sobald wie möglich, Kräftigungsübungen für den Rücken bzw. die Rumpfmuskulatur.

Wiedereinstieg:

Laufen ist zunächst tabu; eine Laufpause kann bis zu drei Monaten und länger dauern, denn mit einem Bandscheibenvorfall ist nicht zu spaßen. Laufen ist aber generell wieder möglich bis hin zur vollen Belastbarkeit, und es gibt genügend Beispiele von Läufern, die danach auch wieder Marathon gelaufen sind, der Verfasser inklusive. Der Wiedereinstieg ins Laufprogramm darf nur erfolgen, wenn keine Schmerzen mehr verspürt werden. Dabei sollten zunächst Bergabstrecken strikt vermieden werden, außerdem sollten Sie weichen Untergrund bevorzugen und die Dosis vorsichtig und langsam erhöhen. Eine Operation sollte nur als letzte Möglichkeit stattfinden.

Vorbeugung:

Kräftigungsübungen der Rumpfmuskulatur sollten einen festen Platz im Trainingskalender haben, ob man läuft oder nicht, denn die dabei gekräftigte Muskulatur entlastet und schützt die angeschlagenen Bandscheiben. Ebenfalls ein regelmäßiges Dehnprogramm der Muskulatur im Hüftbereich (Hüftbeuger, Gesäß) und der Oberschenkel ist notwendig. Wird das Kräftigungsprogramm vernachlässigt, ist ein Wiederauflegen der Bandscheibenproblematik nicht auszuschließen, es gibt aber genügend Beispiele, wie regelmäßiges Kräftigungstraining, das einen Rückfall verhindern konnte.

Behandlung mit Eis

Bei vielen Beschwerden und Verletzungen ist die Behandlung mit Eis angebracht, vor allem bei akuten Fällen von Prellungen, Quetschungen, Zerrungen, Faserrissen, Sehnenentzündung; allerdings nicht, wenn die Beschwerden bereits chronisch sind.

Dadurch werden entzündliche Prozesse gehemmt, Schwellungen gehen zurück bzw. treten erst gar nicht auf. Dabei ist darauf zu achten, dass das Eis nicht „pur" auf die Haut kommt, sondern eingewickelt in ein Tuch.

Praktisch sind fertige Cool-Packs, die im Kühlschrank aufbewahrt werden bzw. durch chemische Reaktion „aktiviert" werden (mittels Druckeinwirkung). Auch Tiefkühlerbsen können eine praktische (weil flexible) Kühlpackung darstellen. Etwa acht bis zehn Minuten kühlen, nicht länger.

Dehnen

Stretching hat zum Ziel, eine Grundspannung in der Muskulatur zu bewirken, was nicht nur leistungsfähiger macht, sondern auch Verletzungen vorbeugt. Dabei sollte die Dehnung der Muskulatur nicht vor dem Laufen erfolgen, sondern danach und auch ansonsten nur in aufgewärmtem Zustand. Allenfalls laufen Sie sich 10-15 min warm und dehnen danach ein wenig. Keine wissenschaftliche Studie konnte nachweisen, dass Dehnen vor dem Laufen „etwas bringt", im Gegenteil: Eher zieht man sich eine Verletzung zu, wenn man die Muskulatur in kaltem Zustand dehnt. Außerdem gibt es bis heute keinen Nachweis darüber, dass sich durch Dehnen vor dem Laufen Verletzungen vermeiden ließen. Die einzelne Stretchingphase dauert 20-30 s.

7.6 PROBLEME, BESCHWERDEN UND VERLETZUNGEN VON A BIS Z

Arthrose

Auch Sport treibende Menschen sind nicht immun gegen Gelenkverschleiß bzw. -versteifungen, die eine Arthrose kennzeichnen. Starke und wiederholte Belastungen können vor allem dann eine Arthrose verursachen, wenn sie mit einer Fehlstellung einhergehen; auch ein lockerer Bandapparat kann dazu beitragen, dass Gelenke instabil werden und verschleißen. Laufen allein löst im klassischen Sinn keine Arthrose aus. Man sollte sich jedoch im Klaren darüber sein, dass ein jahrzehntelanges Marathontraining nichts mehr mit Gesundheitssport zu tun hat und dementsprechend ein gewisser Gelenkverschleiß billigend in Kauf genommen wird.

Eine Behandlung sieht meist stabilisierende Maßnahmen vor (Fehlstellungen ausgleichen). Weiche Bewegungsmuster, wie beim Schwimmen oder Aquajogging, sind vorteilhaft, manchmal auch Radfahren (falls sich keine Kniearthrose gebildet hat). Da eine Arthrose verschiedene Stadien durchläuft, lässt sich bei ersten Symptomen durchaus Besserung erzielen. Voraussetzung ist aber, dass die Belastungsintensität zukünftig nicht weiter zugelassen wird bzw. dass man regelmäßig gewisse Begleitmaßnahmen durchführt. Kräftigungs- und Dehnübungen sind das A und O einer sinnvollen Begleitmaßnahme, da eine gut ausgebildete Muskulatur die Gelenke vor Druckspitzen in der Belastung schützt.

Beinlängendifferenz

Unterschiedlich lange Beine sind zunächst nichts Ungewöhnliches, solange es sich um eine Differenz von wenigen Millimetern handelt. Ein Orthopäde oder ein Physiotherapeut sieht oft schon mit bloßem Auge, wenn ein Hüftschiefstand diese Differenz erzeugt. Die Ursache liegt sehr oft in der verkürzten Muskulatur der Oberschenkel bzw. des Rumpfs begründet und lässt sich durch entsprechende Behandlung auch relativ schnell beseitigen. Ist die Differenz anders begründet, entscheidet der Arzt, ob und wie ein Ausgleich geschaffen wird (Erhöhung im Schuh usw.).

Blasen

Fußblasen entstehen durch starke Reibung, oft im Zusammenhang mit Feuchtigkeit bzw. Nässe. In schweren Fällen (bei längerer Belastung) können Blutblasen entstehen. Das Gefährlichste an Blasen ist die Gefahr einer Infektion, weswegen die Behandlung mit Bedacht erfolgen sollte. Kleine Blasen kann man mit einer sterilen Nadel aufstechen (an zwei Stellen) und dann mit einem Pflaster versehen. Eine Laufpause ist empfehlenswert, bis die Stelle verheilt ist. Je nachdem, wo sich die Blase befindet, kann man versuchen, ein anderes Schuhmodell zu tragen, bei dem die Blase keinem Druck ausgesetzt ist. Blutblasen sollte man nicht aufstechen, eventuell einen Arzt aufsuchen.

Dunkle Zehennägel

Dunkelblau gefärbte Zehennägel deuten darauf hin, dass der Schuh zu klein ist. Oft entstehen solche gefärbten Zehen auch bei häufigem Bergablaufen. Nach Wechsel des Laufschuhs ist eine Behandlung meist nicht nötig, denn der Nagel wächst sich aus. Treten Schmerzen auf, am besten einen Arzt aufsuchen, der den Nagel anbohrt und der Stelle damit den Druck nimmt.

Erkältung

Ein Schnupfen ist noch kein Grund, nicht zu laufen, doch bei Glieder-schmerzen oder gar bei Fieber ist die Laufpause ein Muss, sonst riskiert man eine Herzmuskelentzündung, die zu lebensgefährdenden Situationen führen kann, wie diverse Fälle aus verschiedenen Sportarten immer wieder zeigen. Oft handelt es sich bei solchen Fällen mit plötzlichem Herztod um Sportler, die trotz einer Erkältung bzw. einer Infektion ihr Herz-Kreislauf-System be-lastet haben und sich dabei eine Herzmuskelentzündung zugezogen haben, ohne es zu wissen. Husten, gar mit gefärbtem Auswurf, ist ebenso ein Grund, nicht zu laufen wie Kopfschmerzen.

Ermüdungsbruch

Bei Läufern kommen Ermüdungsbrüche am häufigsten im Mittel- und Hinterfußbereich (Kahnbein) sowie im Schien- oder Wadenbeinbereich vor. Nicht immer kündigt sich eine solche Stressfraktur mit klaren Symptomen an, sodass bei Beschwerden bzw. Schmerzen erst ein Röntgenbild bzw. MRT klare Auskunft darüber gibt. Grund sind einseitige Belastungen bzw. Überlastungen, wie z. B. durch Laufen auf schrägem Untergrund oder eine zu hohe Trainingsbelastung (zu abrupte Steigerung).

Maßnahmen: Trainingspause (bis zu drei Monate) bzw. Ersatztraining (Aquajogging, Schwimmen).

Ersatztraining

Aquajogging und Schwimmen sind in den meisten Fällen bei orthopädi-schen Beschwerden die optimalsten Ersatzaktivitäten, die sich in der Regel problemlos mit dem Beschwerdebild vertragen. Beim Schwimmen eignet sich vor allem der Kraulstil, allerdings beherrscht ihn nur eine Minderzahl von Freizeitsportlern in unseren Breitengraden zumindest so gut, dass damit trainiert werden kann. Das Aquajogging ist dagegen einfacher durch-führbar und es ist ein perfektes Ersatztraining für Läufer. Die Belastung für die Muskeln ist geringer als auf dem Land, die Herz-Kreislauf-Belastung dagegen ist ziemlich vergleichbar. Es gibt dabei allerdings einige technische Fertigkeiten zu beachten:

Das Becken muss tief genug sein, denn beim Laufen im Wasser soll der Boden nicht berührt werden. Man läuft im Wasser mit einer Auftriebsweste bzw. mit einem entsprechenden Gürtel (erhältlich im Sportfachhandel). Die Körperhaltung sollte aufrecht sein, die Arme sind im Einsatz und arbeiten deutlich stärker als an Land. Machen Sie ab und zu eine Pause, auch wenn Sie noch eine Weile weiterlaufen könnten, denn das Laufen im Wasser ist – was die Anstrengung betrifft – gewöhnungsbedürftig.

Gelenke

Laufen schade den Gelenken – dieser Mythos hält sich wacker, sowohl im Volksmund wie auch in den Medien, das eine bedient das andere. Starke Belastungen können dann den Gelenken schaden, wenn sie mit einer Fehlstellung einhergehen bzw. wenn sie falsch ausgeführt werden (Hebetechnik usw.), siehe Arthrose. Laufen ist jedoch eine vergleichsweise milde und vor allem eine gesunde Belastung, denn die dadurch ausgelösten Stoffwechselprozesse wirken sich auch für die Gelenke positiv aus, da sie zur besseren Versorgung auch der Strukturen beitragen, welche die Gelenke umgeben.

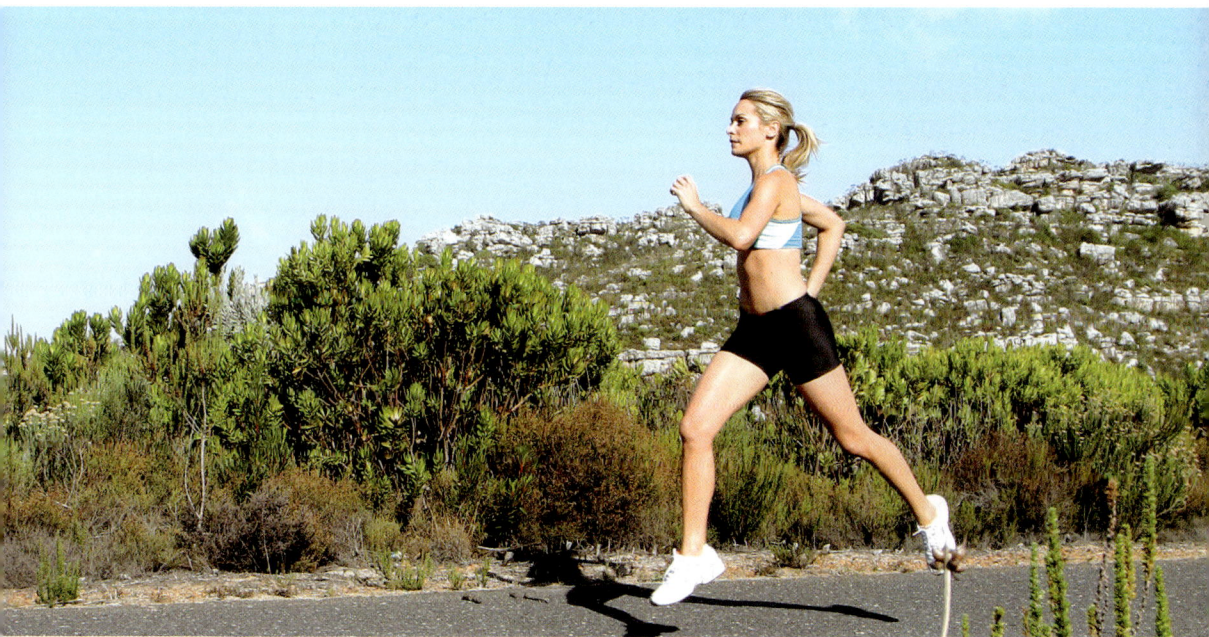

Hitze

Die meisten Menschen erfahren deutliche Leistungseinbußen, wenn sie bei warmen Temperaturen laufen, Ausnahmen bestätigen die Regel. Der Puls steigt an, die Körpertemperatur und die Schweißproduktion ebenso, der Kopf wird heiß und rötet sich. Ignoriert man diese Symptome und stellt sich nicht darauf ein, kann dies schnell zu einem Hitzschlag führen. Laufen Sie bei warmen Temperaturen immer deutlich langsamer als sonst bzw. machen Sie Gehpausen und reduzieren Sie das Laufprogramm. Tritt ein leichtes Frösteln auf, ist dies ein Zeichen dafür, dass zu viel Flüssigkeit (durch Schwitzen) verloren ging.

An Belastung bei Hitze kann man sich bis zu einem gewissen Grad gewöhnen. Meiden Sie die Nachmittagsstunden und laufen Sie morgens früh, so lange die Sonne noch nicht hoch steht (bis ca. acht Uhr), suchen Sie schattige Routen. Eine Kappe fördert den Hitzestau am Kopf und ist daher nicht empfehlenswert, zumal sowieso schattige Strecken von Vorteil sind. Eine eiskalte Dusche vor dem Lauf sorgt dafür, dass die Körperkerntemperatur nicht so schnell ansteigt. Laufen Sie gut hydriert los, dann müssen Sie bis zu einer Laufdauer von einer Stunde nichts mehr zu sich nehmen.

Leistenschmerzen

Der Leistenbereich wird beim Laufen selbst kaum überstrapaziert. Schmerzen treten dann auf, wenn man einen unvorhergesehenen Ausfallschritt macht, stolpert oder ausrutscht, auch beim Laufen in bergigem oder unwegsamem Gelände. Häufiger kommt diese Verletzung beim Sprinten bzw. beim Fußballspielen vor (Grätsche). Betroffen sind die Adduktorenmuskeln bzw. die Stelle, wo diese ansetzen (Schambein).

Maßnahmen: Schonung (kann langwierig sein), entzündungshemmende Maßnahmen (Ultraschall), Selbstmassage. Auch Muskelschwächen der das Becken stabilisierenden Muskulatur sollten in eine Ursachenforschung mit einbezogen werden.

Ersatztraining: Schwimmen (nur Kraulstil), Aquajogging (falls schmerzfrei möglich).

Muskelkater

Muskelkater zeigt an, dass eine bisher ungewohnte körperliche Belastung erfolgte. Es handelt sich dabei um winzige Verletzungsmuster der Muskelfasern, die entstehen, wenn die Muskulatur zu stark gedehnt bzw. gezerrt wird, z. B. beim Bergablaufen, wo bei jedem Schritt hohe Kräfte wirken (Oberschenkel).

Behandlung:
Eis, Eisbad, Wechselbäder.

Muskelzerrung/Muskelfaserriss

Ein Muskelfaserriss ist quasi die fortgeschrittene Variante des Muskelkaters. Bei Läufern kommt ein solches Verletzungsmuster meist im Bereich der Wadenmuskulatur vor und zeigt sich durch ein anfängliches dumpfes Ziehen, das stärker wird und – unterbricht man den Lauf nicht sofort – schließlich wie ein Stich „einfährt", der jeden weiteren Schritt unmöglich macht.

Behandlung: Eis, Laufpause. Ersatztraining: Aquajogging, Schwimmen. Erst wieder belasten, wenn schmerzfreies Laufen möglich ist. Die Reaktion des Muskels zunächst beim Treppensteigen und schnellem Gehen testen.

Muskelkrämpfe

Bei Überlastung des Bewegungsapparats kann es zu Muskelkrämpfen kommen. Beim Laufen treten Krämpfe vor allem in der Wade und im hinteren Oberschenkel (Hamstring) auf. Auch im Ruhezustand nach der Belastung sind solche Krämpfe möglich (dann auch im Fuß- bzw. Zehenbereich). Lange ging man davon aus, dass Elektrolyt- bzw. Flüssigkeitsmangel für Muskelkrämpfe im Sport verantwortlich sei, doch zunehmend setzt sich die Überzeugung durch, dass vor allem zu schwach ausgebildete bzw. verkürzte Muskulatur bzw. Fehlhaltungen die Hauptgründe für Muskelkrämpfe darstellen.

Maßnahmen: Dehnen im akuten Fall, dazu Selbstmassage, Kräftigen und Dehnen der Muskulatur in der Vorbeugung.

Muskelverkürzung

Bei schlecht gekräftigter und nicht gedehnter Muskulatur sowie durch ständiges Sitzen (Bürotätigkeit) und Fehlhaltungen kommt es nach wiederholter Belastung zu einer Verkürzung des Muskels, was wiederum zu einer sogenannten *muskulären Dysbalance* führt. Auch ständige Fehlbelastung oder eine Kompensationsbelastung bei bestimmten Beschwerden kann zu einem solchen muskulären Ungleichgewicht führen. Die Auswirkungen sind vielfältig und reichen von Beschwerden an der Achillessehne bis zu chronischen Kopfschmerzen. Das Ziel einer physiotherapeutischen Behandlung ist die Beseitigung solcher Ungleichgewichte durch gezielte Dehn- und Kräftigungsprogramme.

Osteoporose

Vor allem bei Frauen droht mit zunehmendem Alter eine Zerstörung der Knochensubstanz. Der fortschreitende Prozess lässt sich durch gezielte Ernährungsmaßnahmen (Kalzium, Magnesium, Vitamin D) und sportliche Aktivität bremsen. Zu den sportlichen Maßnahmen zählen Kräftigungsübungen und Sprünge bzw. Laufen, weil sich dadurch die Knochensubstanz verbessert.

Seitenstechen

Seitenstechen beginnt meist in leichter Variante und wird stärker, wenn man nichts dagegen unternimmt. Erste Maßnahme: Tempo verlangsamen oder gleich gehen und beim Ausatmen mit der Hand in die betroffene Seite drücken. Betont kräftig ausatmen. Wenn Sie wieder in den Laufschritt fallen, atmen Sie dann aus, wenn der Fuß der nicht schmerzenden Seite wieder auf den Boden kommt. Wenn es also an der linken Seite schmerzt, atmen Sie immer dann aus, wenn der rechte Fuß den Boden wieder berührt.

Übertraining

Sie fühlen sich schlapp, unausgeschlafen und beim Laufen fehlt der Druck? Könnte sein, dass Sie zu viel des Guten getan haben im Training. „Übertraining" ist ein Phänomen, das nicht nur erfahrene Läufer und Profis kennen, auch Läuferinnen und Läufer, die nie an Wettkämpfen teilnehmen, sind betroffen. Oft sind dies Freizeitsportler, die nicht nur laufen, sondern sich an den lauffreien Tagen im Fitnessstudio sportlich belasten, sei es mit Spinning oder anderen Ausdauer- oder Kraftausdauerübungen, oder eine andere Sportart ausüben, sodass die Sportwoche keinen oder kaum einen Ruhetag kennt.

Wer sich nach sportlicher Belastung keine Erholung gönnt, droht in ein Leistungsloch zu fallen. Anzeichen sind schlechter Schlaf, ein erhöhter Ruhepuls, verspannte Muskulatur und eine schlechte Immunabwehr, d. h. die Anfälligkeit gegenüber Infekten steigt. Nur mit ausreichender Regeneration ist sportliche Aktivität sinnvoll, sonst geht der Schuss nach hinten los.

Verdauungsbeschwerden

Verdauungsprobleme beim Laufen lassen sich in der Regel zurückführen auf Essensgewohnheiten. Ändern sich diese, lassen sich auch Verdauungsprobleme in den Griff bekommen. Meist treten die Verdauungsprobleme dann auf, wenn zu zeitnah zum Lauf gegessen wurde und wenn das Essen entweder zu viele Ballaststoffe enthielt oder zu fettreich war oder gar beides. Um auf der sicheren Seite zu sein, sollte die letzte richtige Mahlzeit drei bis vier Stunden vor dem Lauf eingenommen werden.

Müsli, Obst und Gemüse sind wegen der darin enthaltenen Ballaststoffe zu meiden, ferner sollten Sie Dressings meiden, die Öl enthalten. Probieren Sie einfach aus, was Ihnen am besten bekommt. Eine kleine Portion Nudeln mit Tomatensauce, zwei bis drei Stück Toast oder Weißbrot, belegt mit Nutella; Honig oder Marmelade bzw. Gelee sind leichte Mahlzeiten, die zum einen leicht verdaulich sind und zum anderen Kohlenhydrate beinhalten, die sich leicht in ihre Glykogenspeicher einlagern lassen. Bekommen Sie das Problem dadurch nicht in den Griff, suchen Sie einen Ernährungsberater auf.

Verstauchung

Häufig passiert es auf wurzeligen Waldwegen, genauso gut kann es jedoch auf brettebenem Untergrund passieren: Sie verstauchen sich das Sprunggelenk (Knöchel). Was tun? Sie sind noch einige Kilometer vom Ziel entfernt und haben keine Chance, anders dorthin zu kommen? Versuchen Sie, langsam laufend das Ziel zu erreichen. Ergibt sich die Möglichkeit, dass Sie jemand mitnimmt, nehmen Sie es wahr, denn bei diesem Verletzungsmuster ist es wichtig, schnell zu handeln. Maßnahmen: Eisbehandlung, Druckverband und Fuß hochlagern; die Hochlage erfolgt möglichst lange. Auch wenn Sie weiterlaufen können und das Gefühl haben, dem Knöchel gehe es wieder besser, greifen Sie zur selben Maßnahme, sonst erkennen Sie am nächsten Morgen Ihren Fuß nicht wieder, weil er angeschwollen und blau-grün gefärbt ist. Erst wieder belasten, wenn dies schmerzfrei möglich ist. Schmerzt der Fuß am nächsten Morgen weiterhin stark, suchen Sie einen Arzt auf.

Wundscheuern

Vor allem zwischen den Oberschenkeln und an den Brustwarzen kann man sich beim Laufen wundscheuern, wenn man länger als eine halbe Stunde unterwegs ist und es bei Feuchtigkeit und Nässe zu Reibung kommt. Vorbeugung: Wundscheuern an den Oberschenkel lässt sich durch das Tragen von Kurz-Tights („Radlerhosen") verhindern, bei Split Shorts und Baggy Shorts hilft das vorherige Einreiben mit Vaseline. Brustwarzen: Den besten Schutz bietet ein Pflaster, das so ausgeschnitten wird, dass es nur die Warze überklebt.

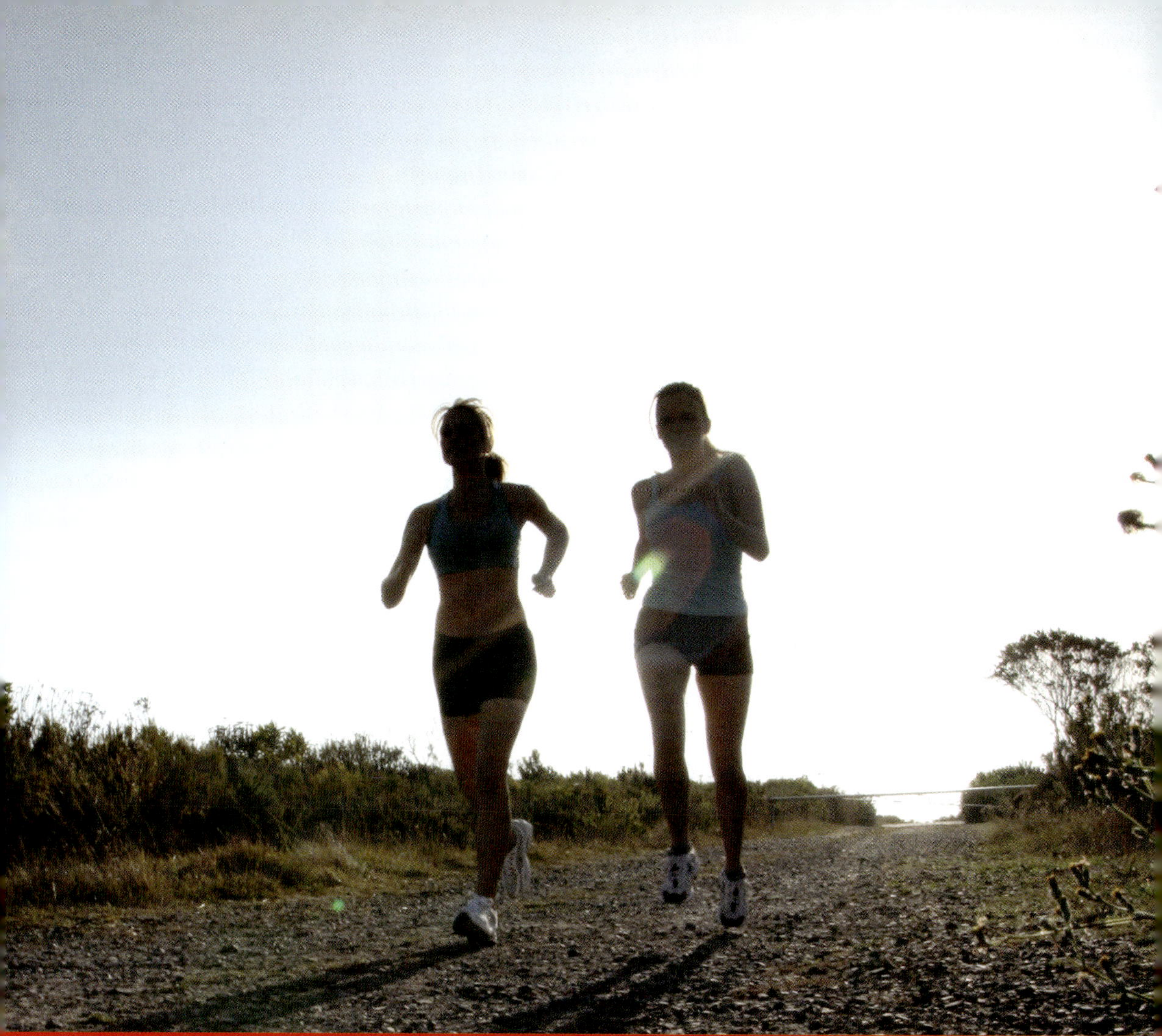

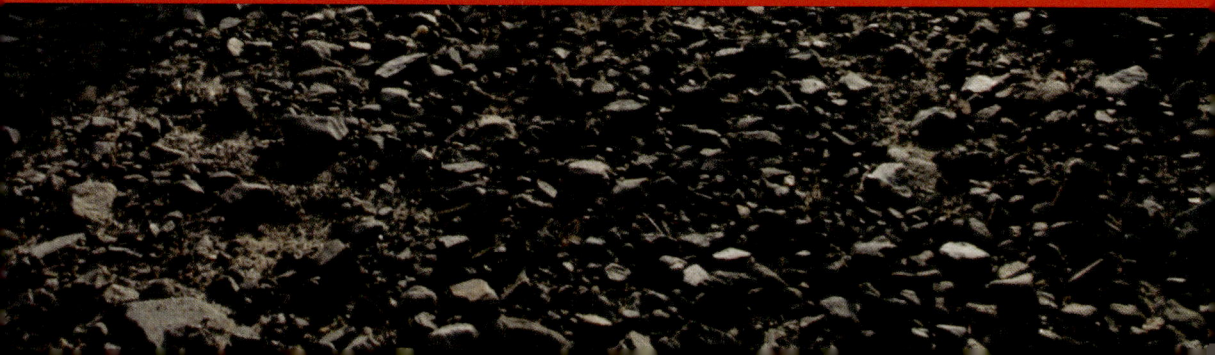

KAPITEL 8

TRAINING

8.1 AUF DAS ZIEL KOMMT ES AN

Wer läuft, tut das entweder ausschließlich deshalb, um fit zu werden und zu bleiben, oder mit der Absicht, schneller und ausdauernder zu werden, sprich: eine gewisse Steigerung der Leistung zu erreichen. Ab und zu wird aus einem Fitness- und Gesundheitsläufer für eine bestimmte Zeit oder länger ein ambitionierter Läufer, der an Wettkämpfen teilnimmt. Und viele Läufer, die an Wettkämpfen teilgenommen haben, werden mit der Zeit wieder zu Gesundheitsläufern, die selten oder gar nicht mehr an Wettkämpfen teilnehmen.

Von dem amerikanischen Arzt und Wissenschaftler Dr. Ken Cooper, der als einer der Väter der Fitnessbewegung gilt („Cooper-Test"), stammt die Aussage, um gesund und fit zu werden bzw. zu bleiben, reiche ein Pensum von 12-15 Meilen pro Woche, was 19-25 km entspricht. Alle, die ein höheres Pensum absolvierten, würden dies nicht mehr nur der Gesundheit wegen tun, so Cooper. 25 km pro Woche, das sind gerade einmal drei Läufe von jeweils etwas mehr als 8 km oder vier Läufe von etwas mehr als 6 km (bzw. 5 x 5 km) pro Woche.

Das ist kein besonders beeindruckendes Kilometerpensum, und hält man sich dies vor Augen, so läuft, grob geschätzt, mehr als die Hälfte aller Läuferinnen und Läufer mehr, als eigentlich nötig wäre, um fit zu bleiben. Das soll zwar nicht heißen, dass ein Trainingspensum jenseits von 25 Wochenkilometern gleich in die „Abteilung Leistungssport" gehört. Cooper wollte damit lediglich an einem Beispiel ausdrücken, dass es ausreicht, ein Wochenpensum von 25 km zu absolvieren, aufgeteilt in 3-5 Einheiten, wenn man der Gesundheit und Fitness wegen laufen will. Alles, was darüber liegt, gehört in den Bereich „ambitioniertes Laufen" (mit gelegentlichen oder regelmäßigen) Wettkämpfen. Ambitioniert bedeutet in diesem Fall nicht nur, dass Wettkämpfe das Ziel des Lauftrainings sind, das Ziel kann auch darin bestehen, abnehmen bzw. das Körpergewicht kontrollieren zu wollen. Dabei sollte man sich allerdings nicht dem Trugschluss hingeben, 50 Wochenkilometer oder mehr seien der Schlüssel zu weniger Körpergewicht, denn das hängt immer noch in erster Linie vom Essverhalten und der Nahrungsmenge ab, die man zu sich nimmt.

Vor etlichen Jahren noch hätte ich darüber gelächelt – 25 km pro Woche? Das waren anderthalb Trainingseinheiten, und manchmal war ein einziger Lauf so lang oder länger. 25 Jahre später kann ich Coopers Regelsatz nur bestätigen: Wer 4-5 x in der Woche ruhig eine halbe Stunde bis 40 min läuft, fühlt sich gut, ist bei entsprechendem Lebenswandel fit und bleibt gesund. Keine Intervalle, kein Tempotraining, keine Wettkämpfe. Die Belastung für den Bewegungsapparat hält sich in tolerablen Grenzen, und wer dazu noch ein dosiertes Kräftigungstraining durchführt und ab und zu schwimmt oder mit dem Rad fährt, behandelt seinen Körper optimal.

Ich weiß natürlich auch, wie es sich anfühlt, wenn man sich ab und zu aus-powert und an die Grenzen geht, und das bei 40-80 km pro Woche (und frü-her auch gerne etwas mehr). Genauso muss ich rückblickend feststellen, dass ein Training auf diesem Niveau immer auch eine Art Seiltanz ist. Ein Seiltanz zwischen Leistungssteigerung und Überlastungsbeschwerden, ein Seiltanz zwischen Leistungsgrenze und einem geschwächten Immunsystem.

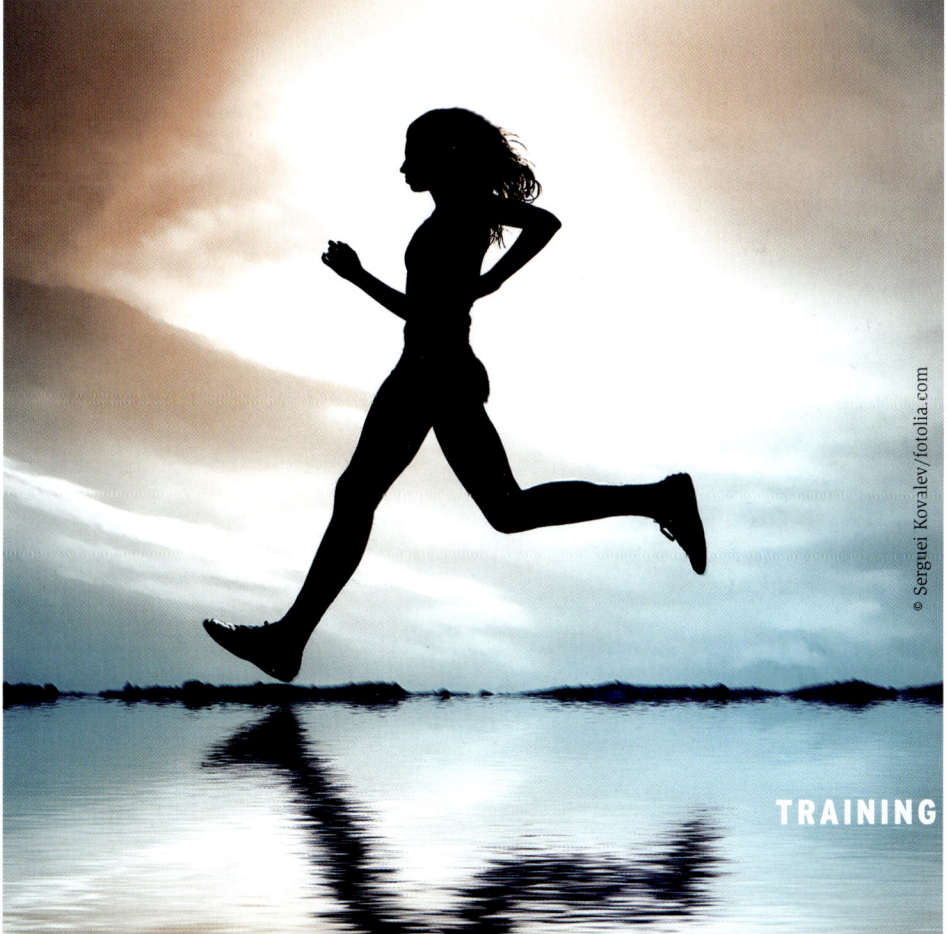

© Serguei Kovalev/fotolia.com

Verletzungspausen und Infekte waren jahrelang Begleiter meiner Lauferei, und trotzdem schwöre ich: Es hat riesig Spaß gemacht, denn ich kannte es nicht anders und wollte es auch nicht. Auch lange nach meiner Wettkampfphase hatte das Lauftraining immer etwas mit Ehrgeiz zu tun, es wurde gemessen. Auf verschiedenen Strecken Zeiten gestoppt bzw. auf die Uhr geschaut. Mountainbiker an steilen Bergpassagen abgehängt, andere Freizeitläufer als imaginäre Wettkampfgegner betrachtet – es gab diese Tage, da war an gemütliches Laufen einfach nicht zu denken.

Auf andere Weise problematisch kann es werden, wenn man viel läuft mit dem Ziel, Gewicht zu verlieren. Es ist zwar nicht abzustreiten, dass der Körper umso mehr Kalorien verbrennt, je länger (und schneller) man läuft, doch in Anbetracht der damit proportional ansteigenden Gefahr, den Bewegungsapparat zu überlasten, ist davon abzuraten, schließlich steht die dabei verbrauchte Energie in keinem Verhältnis zum Erfolg einer bewussten und kontrollierten Nahrungsaufnahme. Das Laufen kann den Prozess der Gewichtskontrolle unterstützen, indem es Stoffwechselprozesse anregt und ein gut trainierter Körper einen höheren Grundumsatz an Kalorien aufweist. Allein zum Abnehmen eignet sich Laufen allerdings nicht.

Der oben erwähnte Leitsatz von Ken Cooper wird in der Laufliteratur selten, wenn überhaupt, erwähnt – aus einem einfachen Grund: Die meisten Trainingsanleitungen inklusive Trainingspläne sind für Läuferinnen und Läufer zusammengestellt, die deutlich mehr als 25 km pro Woche laufen.

Dabei bedeutet Coopers Leitsatz keineswegs, dass Laufen auf ambitioniertem Niveau „schlecht" sei; er weist lediglich darauf hin, dass ein gezieltes Lauftraining mit wie auch immer definierten bzw. ambitionierten Zielen mit Gesundheitssport nichts mehr zu tun hat. Hier bedarf es schließlich auch der Anmerkung, dass ambitionierte Läuferinnen und Läufer zwar zur Stammkundschaft der orthopädischen Praxen zählen mit ihren Überlastungsbeschwerden und damit der Solidargemeinschaft bis zu einem gewissen Grad auf der Tasche liegen. Dafür fehlen sie mit ihren gesunden Herzen in der Kostenbilanz der Internisten, die im Übrigen erheblich höher ausfällt als bei orthopädischen Beschwerden.

8.2 DIE DREI GRUNDPRINZIPIEN DES LAUFTRAININGS

Wer schneller und länger laufen will, also eine Leistungssteigerung anstrebt, besorgt sich einen Trainingsplan und läuft los. Montags 8 km flott, am Mittwoch 12 km in wechselndem Tempo, am Donnerstag 10 km ruhig, am Freitag ein Tempodauerlauf mit Aus- und Einlaufen, insgesamt 16 km und sonntags ein ruhiger Lauf von zwei Stunden. So würde es beispielsweise ein beliebiger Trainingsplan empfehlen. Dabei würde für jedes Training eine Tempovorgabe stehen, die sich an der Herzfrequenz orientiert, wenn es sich um eine seriöse Trainingsanleitung handelt. So weit, so gut. Wer auf diese Weise trainiert, hat vermutlich auch Erfolg, d. h. der Trainingsplan funktioniert.

Problematisch wird es dann, wenn das Programm nicht wie geplant absolviert werden kann. Vielleicht war es in der Belastungsintensität doch etwas zu ambitioniert angelegt und nicht auf die speziellen persönlichen Belange zugeschnitten, wie das bei einer ständigen Betreuung durch einen Coach der Fall wäre. Auch krankheitsbedingte Pausen bzw. verletzungsbedingte Einschränkungen können einen Strich durch die Rechnung machen, ebenso wie berufliche oder familiäre Belastungen. Nur wer die Prinzipien eines Trainingsaufbaus kennt, wer also weiß, warum diese und jene Trai-ningseinheit durchzuführen ist und was sie bewirkt, kann einen Trainings-plan verstehen, weil er die Prinzipien versteht, nach denen Training funktioniert. Schließlich das Wichtigste: Diese Kenntnisse versetzen einen in die Lage, das Training selbst zu bestimmen bzw. Trainingsvorgaben so zu verändern, wie sie in das individuelle Umfeld passen. Außerdem Sie sind dann in der Lage, sich Ihren persönlichen Trainingsplan selbst zusammenzustellen, und der richtet sich dann nach den individuellen Möglichkeiten und Befindlichkeiten – ein optimaleres Training absolviert nicht einmal ein Profi.

Nun mögen Sie einwenden, dass Sie ja keineswegs die Absicht hatten, in absehbarer Zeit an den Olympischen Spielen teilzunehmen, sondern sich lediglich dafür interessieren, wie ein Lauftraining aussieht. Keine Sorge – hier geht es nicht darum, zu zeigen, wie ein Hochleistungstraining aussieht, sondern darum, Sie als mehr oder weniger ambitionierten Freizeitläufer damit vertraut zu machen, was mit Ihnen passiert, wenn Sie regelmäßig laufen. Was für Hochleistungsportler gilt, ist auch für Herrn und Frau Jedermann gültig, wenngleich auf niedrigerem Leistungsniveau.

Erstes Prinzip: Wiederholung

Das Prinzip der *Wiederholung* in der Trainingslehre besagt, dass ein Belastungsreiz alleine noch nichts nützt. Erst mit der ständigen Wiederholung wird erreicht, dass der Körper mit Konsequenzen reagiert: Erstens gewöhnt er sich an die bisher ungewohnte Belastung, zweitens reagiert er anschließend mit der Bereitschaft, einen höheren Belastungsgrad zu tolerieren. Diese Anpassungsvorgänge des Körpers sind der Schlüssel zur Leistungssteigerung. Populärwissenschaftlich ausgedrückt: Der Belastungsreiz stört das biomechanische Gleichgewicht des Körpers, dessen Leistungsfähigkeit danach kurze Zeit geringer ist. Nach einer Phase der Ermüdung jedoch sind die Energiespeicher wieder voll (vorausgesetzt, die Nahrungsaufnahme verlief optimal).

Dabei zeigt der Körper eine Art Überreaktion: Er sorgt dafür, dass die Energiespeicher etwas mehr gefüllt sind als zuvor – Basis für eine Leistungssteigerung bei erneuter Belastung. Dies nennt man *Superkompensation*. Wenn die Speicher wieder voll sind, ist der Zeitpunkt gekommen, das System erneut zu belasten, was aber nicht automatisch bedeuten muss, dass der nächstfolgende Reiz jeweils höher ist als der vorhergegangene. Einem starken Belastungsreiz folgt in der Regel ein weniger starker, um dem Körper genügend Zeit zur Erholung zu geben, und dies führt zum Prinzip Belastung und Erholung, in der angloamerikanischen Trainingslehre als *Hard-Easy-Prinzip* bezeichnet.

Zweites Prinzip: Belastung und Erholung

Wie oben beschrieben, ist die Erholungsphase nach einer Belastung wichtig dafür, dass die Energiespeicher wieder gefüllt werden. Dies geschieht durch die Nahrungsaufnahme, idealerweise durch wertvolle Kohlenhydrate. Da durch die Belastung auch Muskelzellen strapaziert oder gar leicht geschädigt wurden, sollten auch Eiweiße und gesunde Fette in der Ernährung eine Rolle spielen. Das Prinzip *Belastung und Erholung* gilt aber nicht nur im Makrozyklus eines Wochentrainingsplans, auch im Rahmen einer einzigen Trainingseinheit spielt dieses Prinzip eine wichtige Rolle, z. B. bei Tempowechselläufen oder beim Intervalltraining. Die Phasen mit ruhigem Tempo bzw. die Pausen beim Intervalltraining sorgen dafür, dass sich der Körper bis zu einem gewissen Grad erholt.

Drittes Prinzip: Belastungsaufbau

Training bedeutet also, dass die Belastung verschiedenen Systematiken unterliegt. Diese Systematik schlägt sich in Trainingsplänen nieder und zielt auf einen Zeitpunkt ab, an dem ein Leistungsziel erreicht werden soll. Dies kann ein Testlauf sein oder ein Wettkampf. Der Belastungsaufbau im Hochleistungssport ist in der Regel auf mehrere Jahre angelegt. Freizeitläufer dagegen planen in der Regel kaum systematisch auf ein Ziel hin, das mehrere Jahre entfernt liegt; sie blicken meist 3-6 Monate voraus. Doch wer z. B. vorhat, einen Marathon zu laufen, ist gut beraten, dieses Ziel mit einer Vorlaufzeit von 1-2 Jahren anzugehen, je nach Ambition und Lauferfahrung. Natürlich ist ein Marathon auch mit kürzerer Perspektive zu schaffen, schließlich ist das Ziel sechs Stunden oder länger „geöffnet", und wenn allein Ankommen das Ziel ist, lässt sich dies auch mit längeren Gehpausen bewältigen. Die Frage ist allerdings, wie viel Vergnügen dies dann noch bereitet, denn wer gut vorbereitet ist, hat definitiv mehr vom Wettkampf, vor allem bei einem Marathon über 42,195 km.

Der Belastungsaufbau mit dem Ziel, schneller und ausdauernder zu werden, folgt einer treppenartig angelegten Steigerung von Kilometerumfang und Intensität, wobei die Prinzipien 1) und 2) den Verlauf bestimmen und beispielsweise das Prinzip 2), also Belastung und Erholung, auch gilt, was das Wochenpensum angeht. Das bedeutet, dass einer oder mehreren Wochen mit steigender Belastung immer wieder eine Woche mit geringerer Belastungsintensität folgt. Die intensivste Trainingswoche findet zwei Wochen vor dem Wettkampf statt (beim Marathon in der dritten Woche vor dem Start). In der Woche vor dem Wettkampf (bzw. in den beiden Wochen, wenn es sich um einen Marathon handelt) wird die Belastungsintensität dann deutlich verringert.

Ein wichtiger Parameter: Die Sauerstoffaufnahme

Die Leistungsfähigkeit in Sachen Ausdauer ist wesentlich davon abhängig, wie viel Sauerstoff man maximal aufnehmen kann, man spricht dabei vom Sauerstoffaufnahmevermögen. Das maximale Sauerstoffaufnahmevermögen (VO_2max) ist die Menge an Sauerstoff, die ein Mensch maximal zu verarbeiten in der Lage ist.

Diesen Parameter zu verbessern, ist das Ziel des Ausdauertrainings. Das maximale Sauerstoffvolumen pro Minute wird mit einer Atemmaske gemessen, die der Proband beim Laufen auf einem Laufband trägt; dabei wird die Geschwindigkeit stufenweise erhöht, bis der Läufer an seiner Leistungsgrenze angelangt ist (bei Radfahrern erfolgt die Messung auf dem Ergometer).

Ein wichtiges Trainingsmittel, um die VO_2 max zu steigern, ist der Dauerlauf in ruhigem Tempo, der bis zu zwei Stunden und länger dauern kann. Ein weiteres Mittel ist das schnelle Laufen über Distanzen zwischen 100 m und 1.000 m, wobei sich der Läufer teilweise im Bereich der Sauerstoffschuld bewegt. Man spricht dabei vom anaeroben Bereich, d. h. gegen Ende des Laufs gerät man in Atemnot bzw. der Körper kann nicht so viel Sauerstoff einatmen, wie ihn der Körper zur Leistungsabwicklung beim entsprechenden Tempo benötigt.

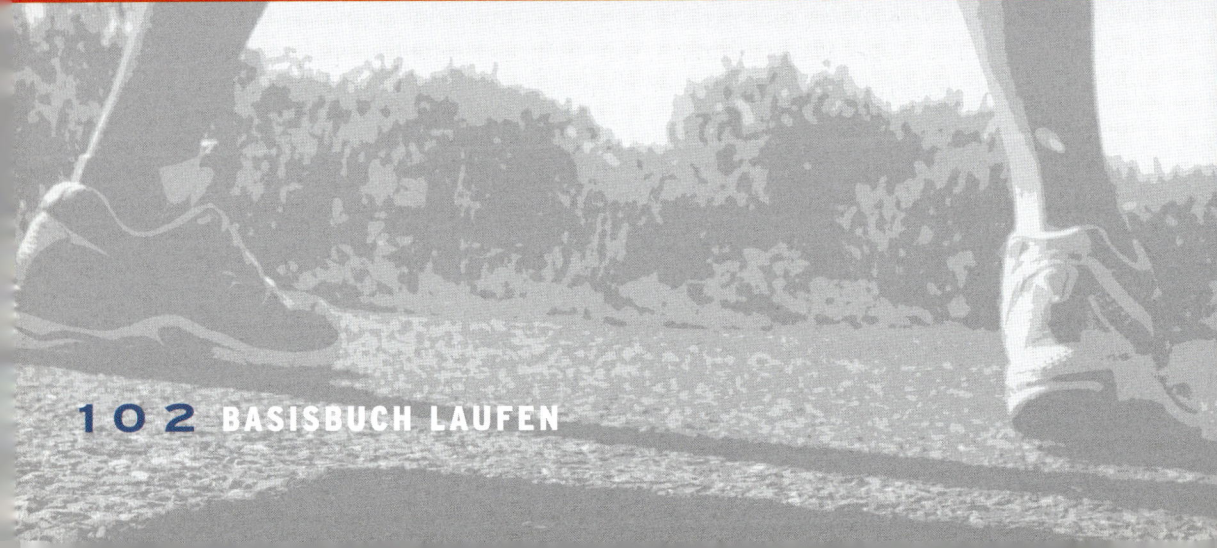

8.3 DIE RICHTIGE INTENSITÄT FINDEN

Um festzustellen, in welchem Intensitätsbereich das Training absolviert wird, dient im Idealfall das subjektive Gefühl. Doch da man als Anfänger erst über Selbstversuche Erfahrungen sammelt, benötigt man einige Hinweise, wie sich die Laufintensität bestimmen lässt. Ein einfacher und sehr praktischer Weg zur Intensitätsbestimmung des Trainings ist ein Herzfrequenzmessgerät, das über einen Sender im Brustgurt die gemessenen Daten auf einer Armbanduhr anzeigt. Wer ohne technisches Gerät laufen will, ist auf grobe Anhaltspunkte angewiesen, in welchem Intensitätsbereich er sich gerade befindet. Diese Methode ist keinesfalls schlechter; sie sorgt sogar dafür, dass sich ein subjektives Gefühl für das jeweilige Lauftempo besser entwickelt, während Läufer, die sich nur am Pulsmessgerät orientieren, oftmals völlig „aufgeschmissen" sind, wenn sie „ohne" laufen. Und so lässt sich ohne Technik bestimmen, in welchem Intensitätsbereich man sich befindet:

Erholsames Lauftempo

Darunter versteht man ein Lauftempo, bei dem ein Gespräch problemlos möglich ist. Dieses Lauftempo ist zum einen für Anfänger ideal, weil sie über diese „Gesprächskontrolle" ohne technische Hilfsmittel (Pulsmessgerät) auskommen und immer im grünen Bereich bleiben. Aber auch routinierte Läufer nutzen diese Kontrollfunktion des Gesprächs sowohl bei ruhigen Läufen an Tagen nach bzw. vor anstrengenden Trainingseinheiten, aber auch bei langen Läufen in der Marathonvorbereitung, wobei ein solcher Lauf bis zu drei Stunden dauern kann. Auch als „ruhiger Dauerlauf" bezeichnet.

Mittleres bis schnelles Lauftempo

Bei diesem Tempo können Sie sich zwar noch unterhalten, jedoch nicht mehr bequem. Die Sätze werden durch Luftholen unterbrochen. Man spricht vom „zügigen Dauerlauf"; dieses Lauftempo sollte problemlos 20-40 min möglich sein.

Schnelles Lauftempo

Eine Unterhaltung ist nicht möglich bzw. sinnvoll, da Sie die Luft zum Laufen benötigen. Sie konzentrieren sich nur auf die Strecke, die Atmung, den Laufrhythmus. Dies ist der Fall bei einem Testlauf oder Wettkampf.

Siehe auch Kap 8.5 „Die verschiedenen Trainingsformen beim Laufen" mit Angabe des jeweiligen Herzfrequenzbereichs.

8.4 TRAINING NACH HERZFREQUENZ

Die Herzfrequenz ist *der* Parameter für körperliche Belastung. Bei gezielter körperlicher Belastung (Training, Wettkampf) lässt sich bei richtiger Anwendung mit der Zeit eine deutliche Leistungsverbesserung feststellen.

Der Körper gewöhnt sich beim Training an gewisse Belastungen und ist zunehmend in der Lage (die entsprechende ausreichende Erholung vorausgesetzt), weitere Belastungen besser zu ertragen bzw. höhere Belastungsstufen zu tolerieren („Superkompensation"). Der Puls gibt auch im Ruhezustand Auskunft über den Grad des Leistungsfortschritts: Zum einen sinkt der Ruhepuls mit Fortschritten im Trainingsverlauf, zum anderen verkürzen sich die Erholungsphasen nach hohen Belastungen, sowohl zwischen verschiedenen Belastungen als auch am Ende des Trainings. Den Ruhepuls messen Sie morgens nach dem Aufwachen noch im Bett, und zwar mit der Hand an der Halsschlagader und einer Uhr (10 oder 15 s messen und mit sechs oder vier multiplizieren). Ein Rückgang um 10 % und mehr ist keine Seltenheit, d. h., wenn Sie vorher einen Ruhepuls von 80 hatten, kann dieser nach monatelangem Training bis auf 60 Schläge oder weniger sinken. Leistungssportler im Ausdauerbereich (Radfahren, Langstreckenlauf, Skilangauf) haben nicht selten Ruhepulse von 40 oder gar weniger. Am Ruhepuls (bzw. am Grad der Erholungsfähigkeit nach Belastung) lässt sich auch ablesen, ob man krank ist (z. B. Infektion) oder zu viel trainiert hat (sogenanntes *Übertraining*). In solchen Fällen ist der Ruhepuls deutlich höher und die Erholungsphase nach der Belastung dauert länger.

Eines sollten Sie jedoch von vornherein wissen: Die Herzfrequenz ist eine höchst individuelle Angelegenheit. Laufen zwei oder mehrere Menschen von etwa gleichem Leistungsniveau bei gleichem Tempo zusammen, hat vermutlich jeder einen anderen Pulswert, wobei die Unterschiede bis zu 20 % oder mehr betragen können. Man spricht von „Hochpulsern" und „Niedrigpulsern" bei Menschen, deren Herzfrequenz bei Belastung stark ansteigt bzw. auf relativ niedrigem Niveau bleibt. Einzig die maximale Herzfrequenz ist der Parameter, auf den sich die Belastungsintensität beim Training ausrichtet (siehe unten).

Die Basis eines pulsmessergesteuerten Trainings ist die Bestimmung der maximalen Herzfrequenz. Eine Faustregel zur Bestimmung des Maximalpulses lautet „220 minus Lebensalter gleich Maximalpuls". Doch der dabei gewonnene Wert ist ungenau, was Studien zeigen, bei denen sich Abweichungen im Bereich von 10-40 Schlägen ergaben. Wenn man also schon mit einem Pulsmessgerät trainiert, sollte die Bestimmung der maximalen Herzfrequenz (HF_{max}) auch genau sein, sonst kann man auch ohne dieses technische Hilfsmittel trainieren und nach einer Belastung den Puls am Hals messen, was übrigens in seiner Wertigkeit bzw. Vergleichbarkeit keine schlechte Methode darstellt, wenn sie immer auf die gleiche Weise erfolgt.

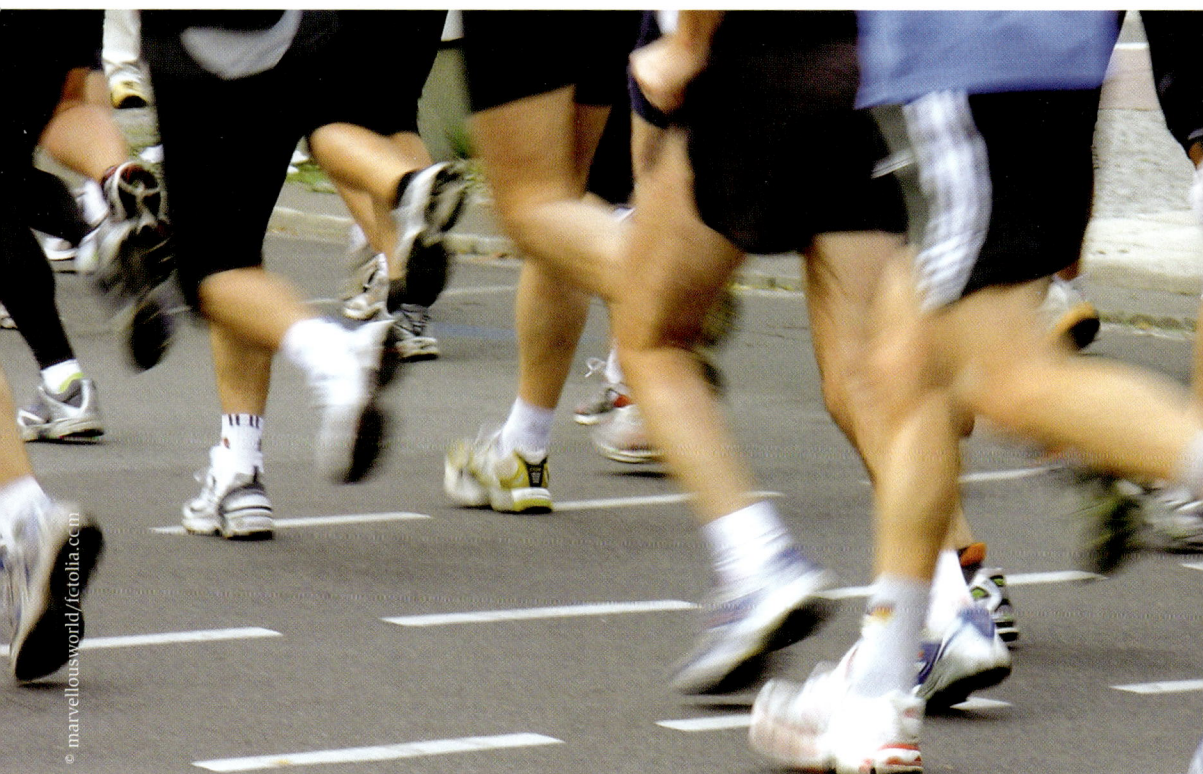

© marvellousworld/fictolia.com

Die maximale Herzfrequenz bestimmen

Am besten machen Sie nach einer sportmedizinischen Untersuchung einen Belastungstest, bei dem auch der Maximalpuls ermittelt wird. Wichtig ist, dass der Belastungstest auf einem Laufband erfolgt und nicht auf einem Ergometer, weil die Belastung dort nicht der beim Laufen gleicht und die ermittelten Werte von denen auf einem Laufband abweichen (sie sind niedriger). Der beim Laufen gemessene Maximalpuls ist schließlich ein anderer als der beim Radfahren (oder Schwimmen) ermittelte Wert. Mit dem so gefundenen Wert lassen sich Trainings- bzw. Tempoangaben in Prozent der maximalen Herzfrequenz sinnvoll anwenden. Mehr zum Thema Leistungsdiagnose inklusive Adressen von Anbietern solcher Untersuchungen unter „Training" bei *www.runnersworld.de*.

Wer keinen Belastungstest beim Experten unternimmt, läuft eine halbe Stunde in mäßigem, eher lockerem Tempo und dann entweder 5 min auf einer Laufbahn, wobei das Tempo von Runde zu Runde gesteigert wird bis zu einem Sprint oder man läuft 5 min auf einer leichten bis mäßigen Steigung und misst den Wert am Ende dieses Zeitraums. Diese „freie Methode" ist allerdings nur Läufern zu empfehlen, die schon einiges an Erfahrung vorweisen können und einige Jahre im Laufschritt unterwegs sind. Anfängern, vor allem wenn sie älter als 35 sind, ist sie nicht zu empfehlen, da unerkannte Risiken vorliegen können (z. B. Herzfehler o. Ä.), weswegen ein Belastungstest immer im Zusammenhang mit einer sportmedizinischen Untersuchung erfolgen sollte.

Wenn die Anzeige irritiert

Wer mit einem Pulsmessgerät läuft, erlebt ab und zu, dass das Gerät Werte anzeigt, die jenseits von Gut und Böse sind, beispielsweise bei ruhigem Lauftempo eine Herzfrequenz von 220, obwohl sie zuvor noch bei 145 gelegen hatte. Solche „Ausraster" sind oft bedingt durch Störquellen (elektrifizierte Bahntrassen, Hochspannungsleitungen). Auch bei warmen Temperaturen und bei nicht ausreichender Flüssigkeitszufuhr steigt der Puls an, genauso wie vor dem Start eines Wettkampfs, weshalb das Tragen eines Pulsmessgeräts bei kürzeren Wettkämpfen nicht zu empfehlen ist (bis 15 km). Das Messen des Ruhepulses morgens direkt nach dem Aufwachen ist ein probates Mittel, um festzustellen, ob alles in Ordnung ist oder ob sich eine Infektion ankündigt.

8.5 DIE VERSCHIEDENEN TRAININGSFORMEN BEIM LAUFEN

Ausdauertraining

Ein wichtiges Trainingsprinzip, nicht nur für Anfänger, lautet: Zunächst gilt es, die Ausdauer zu verbessern, dann erst die Schnelligkeit. Ein Anfänger sollte zunächst die Länge der Läufe und erst später das Tempo steigern.

Dauerlauf

Das klassische Trainingsmittel schlechthin ist der Dauerlauf. Der gemeine Dauerlauf ist von verschiedenen Ausprägungen gekennzeichnet, vom langsamen bzw. ruhigen Dauerlauf bis zum Tempodauerlauf. Hier drei markante Ausprägungen des Dauerlaufs:

Langsamer Dauerlauf

Wenig oder gar nicht trainierte Menschen werden mit ruhigen Dauerläufen zunächst erhebliche Fortschritte machen und dies eine ganze Weile, bis zu einer weiteren Leistungssteigerung dann Tempotraining erforderlich ist. Ruhige Dauerläufe, deren Intensität dadurch gekennzeichnet ist, dass man sich bequem unterhalten kann, variieren in der Länge und können in einer Marathonvorbereitung bis zu drei Stunden dauern. Die Intensität liegt bei 70-75 % der maximalen Herzfrequenz.

Lockerer Dauerlauf

Das Tempo ist etwas höher als beim ruhigen Dauerlauf, die Intensität liegt bei 80-85 % der maximalen Herzfrequenz, eine Unterhaltung ist zwar noch möglich, aber nicht in dem ungezwungenen Maße wie beim ruhigen Dauerlauf. Als Trainingsmittel liegt er auf der Anstrengungsskala von 1 (kaum) bis 10 (sehr) etwa bei 5-6. Die Dauer beträgt je nach Leistungsniveau zwischen 40 und 60 min.

Tempodauerlauf

Der Tempodauerlauf ist eine sehr anspruchsvolle Trainingseinheit, die mit ihrem Tempo im Bereich der aerob/anaeroben Schwelle für den ambitionierten Läufer in der Wettkampfvorbereitung einen wichtigen Beitrag leistet zur Entwicklung der sogenannten *Tempohärte*, ein im Wettkampf äußerst wichtiges Element. Eine Unterhaltung kann hier nicht mehr stattfinden. Die Intensität liegt bei 85-88 %. Die Dauer beträgt je nach Leistungsniveau zwischen 20 und 45 min. Beim Tempodauerlauf sollten Sie sich immer 10-15 min in langsamem Tempo aufwärmen und nach Beendigung mindestens 10 min ganz langsam auslaufen.

Fahrtspiel

Die Bezeichnung „Fahrtspiel" leitet sich aus dem Schwedischen ab, wo das „Fartlek" (leka = spielen) in den 30er Jahren des 20. Jhds. erfunden wurde und seither als eine der Natur angepasste Trainingsform gilt und im Gegensatz zum starren Intervalltraining (siehe unten) durch spielerische Züge gekennzeichnet ist. Das Lauftempo wechselt dabei ab zwischen ruhigem oder zügigem Dauerlauf und Tempodauerlauf oder kurzen Sprints. Die Länge bzw. Dauer dieser Tempovarianten beträgt zwischen 30 s und mehreren Minuten; Sprints sollten nicht länger als rund 200 m lang sein. Vorzugsweise wird das Fahrtspiel in leicht profiliertem Gelände absolviert, Vorgaben über die Streckenlänge der einzelnen Tempoelemente gibt es nicht; sie werden spontan vom Läufer festgelegt. Dabei orientiert man sich an auffälligen topografischen Merkmalen im Gelände, sei es ein Laternenmast oder ein auffälliger Baum in der Ferne.

Tempotraining

Wenn Sie ein Ziel verfolgen, z. B. eine gewisse Strecke in einer bestimmten Zeit zurückzulegen, erreichen Sie dies nur, wenn Sie ab und zu Ihrem Körper etwas Besonderes abfordern. Langsame Dauerläufe schaffen eine gute Ausdauerbasis, doch wer schneller laufen möchte, erreicht dies nur durch die Kombination von Ausdauertraining und Tempotraining. Außerdem werden mehr Kalorien verbrannt, wenn man schneller läuft; mehr noch: Das flotte Laufen sorgt dafür, dass sich der Stoffwechsel auch nach dem Lauf noch auf höherem Niveau bewegt. Es werden nämlich mehr Muskeln in Gang gesetzt beim schnellen Laufen und außerdem werden Fortschritte schon nach recht kurzer Zeit deutlich.

Vier Tipps, bevor Sie mit dem Tempotraining beginnen:

1. Am Tag vor dem Tempotraining sollten Sie entweder gar nicht laufen oder nur locker.

2. Laufen Sie sich vor dem Tempotraining immer sorgfältig warm; ca. 10-15 min, gefolgt von leichtem Stretching und einigen Steigerungen.

3. Wenn Sie spüren, dass es an diesem Tag nicht sonderlich gut läuft, verkürzen Sie das geplante Pensum (oder verlängern Sie die Pausen zwischen den Intervallen).

4. Gehen Sie die Tempoläufe beim Intervalltraining nicht zu schnell an und kontrollieren Sie schon nach 100 und 200 m, ob Sie im geplanten Tempo liegen (z.B. bei 500-, 800- oder 1.000-m-Läufen).

Intervalltraining

Das klassische Intervalltraining findet auf einer Laufbahn statt und bezeichnet in seiner originären Wortbedeutung die Pausen zwischen Wiederholungsläufen verschiedener Länge. Aber wenn keine Bahn vorhanden ist oder man sich auf einer Laufbahn nicht wohlfühlt, kann ein Intervalltraining auch auf abgemessenen Strecken im Wald stattfinden. Mittelstreckenläufer (800 m, 1.500 m) absolvieren beim Intervalltraining vor allem Distanzen zwischen 100 m und 600 m, Langstreckenläufer (5.000 m, 10.000 m, Marathon) zwischen 200 m und 3.000 m, sehr oft allerdings 1.000-m-Läufe. Das Tempo sollte immer so gestaltet sein, dass es möglichst gleichmäßig über die Teilstrecke gehalten wird, also nicht langsam beginnen und mit einem Sprint enden. Ebenso sollte das Tempo über die Gesamtzahl der Wiederholungen gleichmäßig sein. Dies bedarf einiger Routine, und es ist zu empfehlen, dass man sich als Intervallneuling langsam an diese Trainingsform herantastet. Am besten tasten Sie sich mit 4-5 Wiederholungen über 400 m an diese Trainingsform heran. Das Tempo ist nicht besonders schnell; 400-m-Wiederholungen laufen Sie etwas langsamer (bis zu 5 s pro Runde) als in das Tempo, das Sie über 5.000 m pro Runde schaffen, z. B. 100-105 s bei einer 5-km-Zeit von 20:50 min.

Beim Intervalltraining kommt es nicht nur auf das Tempo der einzelnen Abschnitte an, sondern vor allem auf die Pausen. Der Puls bestimmt hier die Pausenlänge; er sollte auf etwa 70 % der maximalen Herzfrequenz absinken, bevor die nächste Wiederholung beginnt. Als Neuling im Intervalltraining können Sie zwischen den Belastungen gehen, versierte Läufer traben ganz langsam. Je fitter Sie sind, desto schneller sinkt die Pulsfrequenz nach der Belastung.

Tempowechselläufe

Eine Zwischenform zwischen Intervalltraining und Fahrtspiel stellen die Tempowechselläufe dar. Sie finden in der Regel in freier Wildbahn, also nicht im Stadion bzw. auf der Laufbahn, statt und richten sich nach unterschiedlichen Vorgaben. Beliebt sind sogenannte *Stufenläufe*, bei denen in der Reihenfolge 1 – 2 – 3 – 4 – 5 – 4 – 3 – 2 – 1 min lang in einem gleichmäßig schnelleren Tempo gelaufen wird. Dazwischen wird nach einem vorher festgelegten Schema langsam getrabt. Entweder dauern die Trabpausen jeweils so lange wie die Belastungen oder – in der verschärfteren Variante – z. B. immer 1 min oder 2 min.

Der Nachbrenneffekt

Auch im Ruhezustand verbrennt unser Körper bekanntlich Kalorien, man spricht dabei vom Grundumsatz, einem Faktor, der bei der Berechnung des täglichen Kalorienverbrauchs eine wichtige Rolle spielt. So verbrennt beispielsweise ein Mensch mit gut ausgebildeter Muskulatur im Ruhezustand mehr als jemand, der nicht besonders kräftig ist.

Vom sogenannten *Nachbrenneffekt* ist die Rede, wenn eine sportliche Belastung besonders intensiv war und der Körper nach dem Training noch ein bis zwei Stunden lang weiter auf erhöhtem Niveau Kalorien verbrennt. Beim Intervalltraining, bei Tempowechselläufen und beim Fahrtspiel ist dieser Nachbrenneffekt besonders groß.

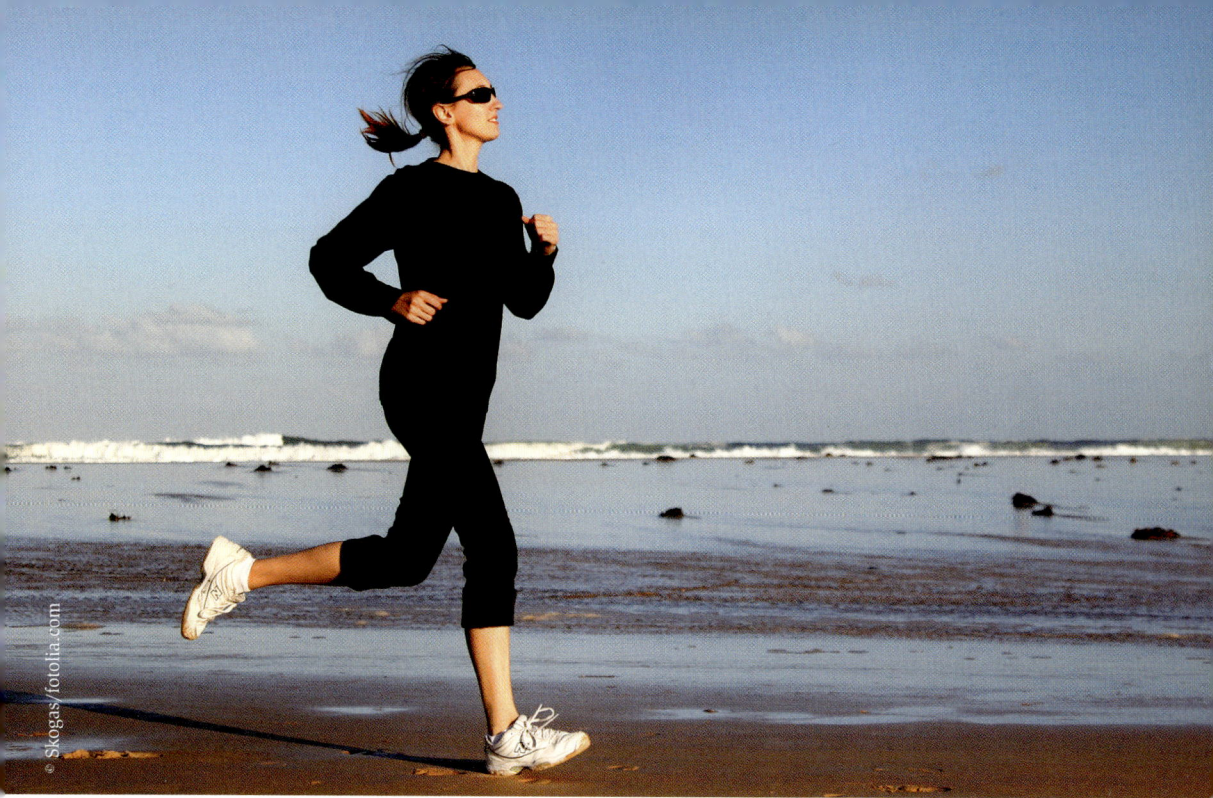

© Skogas/fotolia.com

8.6 DAS TRAINING PLANEN

Wer immer nur vor sich hin läuft – planlos, ziellos, unregelmäßig, mal länger, mal kürzer, mal schneller, mal langsamer, der macht ganz grundsätzlich nichts verkehrt, denn der Spaß- und Gesundheitsfaktor ist so in jedem Fall gegeben. Wer allerdings schneller und ausdauernder werden möchte bzw. damit liebäugelt, ab und zu Wettkämpfe zu bestreiten, sollte das Training mit einer gewissen Systematik betreiben, d. h., die Länge der Läufe und das Tempo wechseln ab, wobei sich die Abwechslung nach den oben beschriebenen Prinzipien richtet (Wiederholung, Belastung und Erholung, Belastungsaufbau). Ansonsten tritt man gewissermaßen auf der Stelle, die Leistung stagniert auf einem guten Grundniveau.

Von diesem Grundniveau aus lässt sich jedoch sehr gut ein Training aufbauen, das Leistungssteigerungen zum Ergebnis hat. Wer sich mit professioneller Hilfe absichern will, lässt sich sportmedizinisch untersuchen und unterzieht sich einem Belastungstest, anhand dessen eine Trainingsplanung erstellt wird. Doch es geht auch ohne, wenn einige simple Hinweise beachtet werden:

- Lassen Sie sich Zeit und brechen Sie nichts übers Knie.
- Bleiben Sie realistisch und setzen Sie sich keine zu hohen Ziele.
- Steigern Sie Ihr Pensum nie mehr als um 10 % von Woche zu Woche, was den Trainingsumfang (gemessen in Laufzeit bzw. Kilometer) und die Intensität (Tempo) angeht.

Wer bisher 3 x pro Woche läuft, strebt zunächst ein viertes Mal an, bevor das Tempo angezogen wird. 3 x pro Woche ist ein Minimalpensum, das nötig ist, um leistungsmäßig weiterzukommen. Dabei kommt es allerdings darauf an, die Länge und Intensität dieser drei Läufe festzulegen:

- ein längerer langsamer Dauerlauf (z. B. 50-70 min),
- ein flotter Lauf bzw. Tempowechsellauf (25-40 min) und
- ein ruhiger Dauerlauf (45-50 min).

Der Körper braucht etwa zwei Tage, bis er sich von einer Belastung erholt hat, d. h. so lange dauert es, bis die Energiespeicher wieder gefüllt sind. Mit der Zeit sowie mit zunehmender Trainingshäufigkeit und Intensität passt sich der Körper an und steckt auch Belastungen bei nicht komplett wieder aufgefüllten Speichern problemlos weg.

Wichtig: Mehr Training bedeutet nicht automatisch mehr Leistung. Wer sich keine Regeneration gönnt, riskiert nicht nur Überlastungsbeschwerden und Verletzungen, sondern wird auch keine Fortschritte feststellen. Beim Umsetzen eines Trainingsplans sollten Sie immer flexibel bleiben und sich nach den jeweiligen Umständen richten, die sich durch Körpergefühl, persönliche Rahmenbedingungen und Außentemperatur bzw. Witterungsumstände ergeben.

Ohne Erholung kein Fortschritt

Ein Leistungsfortschritt ist nicht möglich, wenn dem Körper keine Erholung gestattet wird. Die optimale Belastungsdosis im Training herauszufinden, mag nicht einfach sein, aber auf Nummer sicher gehen ist nicht schwer: Am besten bauen Sie Sicherungen ein, hier einige Tipps:

- Steigern Sie das Wochenpensum nie um mehr als 10 % zur Vorwoche.

- Legen Sie Ruhetage ein, an denen keine sportliche Aktivität vorkommt.

- Gönnen Sie sich nach einem anstrengenden Training oder am Ruhetag ein Wannenbad oder besuchen Sie die Sauna.

- Werden Sie nicht zum Sklaven Ihres Trainingsplans, sondern reduzieren Sie die Belastung, wenn Sie spüren, dass es nicht Ihr Tag ist. Seien Sie flexibel.

- Messen Sie jeweils morgens nach dem Aufwachen den Ruhepuls. Er gibt verlässlich Auskunft darüber, wie erholt Sie sind. Ist er deutlich höher als sonst, stimmt etwas nicht (Infektion, Übertraining, Stress).

Regenerative Maßnahmen: Dehnen und Energiespeicher auffüllen

Zu den wichtigsten regenerativen Maßnahmen zählt neben der Ruhigstellung bzw. Inaktivität ein Dehnprogramm für die Muskulatur sowie die Zufuhr von Kohlenhydraten direkt nach der Trainingsbelastung.

Dehnen ist nur bei aufgewärmter Muskulatur sinnvoll, also nach dem Lauf und nicht vor dem Lauf sowie an lauffreien Tagen nach vorheriger Erwärmung, z. B. durch ein Vollbad oder einen Saunabesuch. Nach körperlicher Belastung sind die Energiespeicher des Körpers besonders aufnahmebereit, was dazu genutzt werden sollte, sie möglichst schnell wieder aufzufüllen.

8.7 WETTKÄMPFE – DAS SALZ IN DER SUPPE

Wer schon einige Zeit regelmäßig die Laufschuhe schnürt und problemlos eine Stunde am Stück schafft, egal in welchem Tempo, kann sich getrost zutrauen, einmal Wettkampfluft zu schnuppern und an einem 10-km-Lauf teilnehmen. Warum nicht erst einmal einen 5-km-Lauf bestreiten, werden Sie vielleicht fragen. Prinzipiell ist dagegen natürlich nichts einzuwenden, doch sollte, wer einen 5-km-Wettkampf bestreitet, meiner Ansicht nach in der Lage sein, 10 km locker zu schaffen. 5 km sind keine Distanz, die man bestreitet, um das Ziel zu erreichen, sondern deshalb, um das Ziel möglichst schnell zu erreichen bzw. um zu testen, ob man ein bestimmtes Tempo auf dieser Distanz durchsteht.

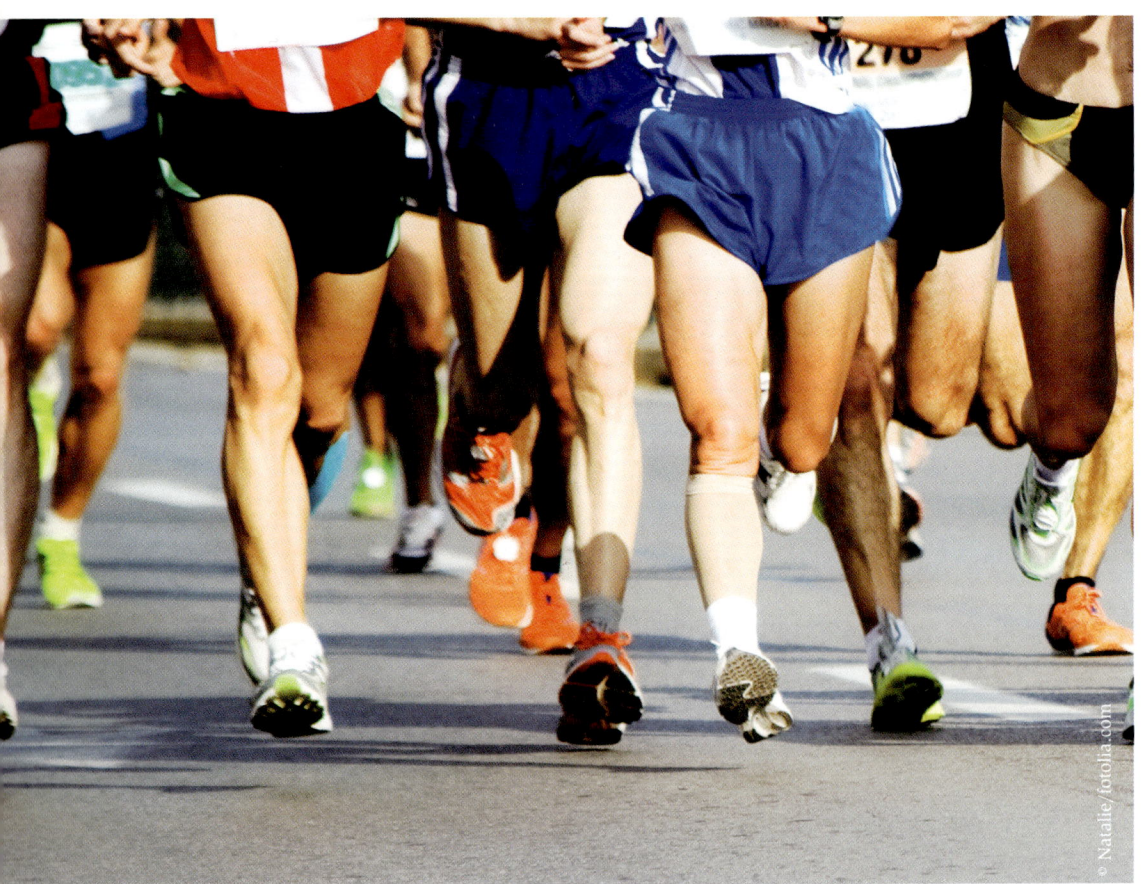

© Natalie/fotolia.com

5 km und 10 km

Um sich auf einen Wettkampf über 5 km oder 10 km vorzubereiten, sollte das Trainingsprogramm eine gewisse Systematik aufweisen. Eine Trainingsvorbereitung auf einen 10-km-Lauf, bei dem es in erster Linie darauf ankommt, mit Stil ins Ziel zu kommen, ohne sich im Leistungsvermögen auf den Wettkampf hin wesentlich zu steigern, kann ausschließlich mit Dauerläufen in mäßigem Tempo bestritten werden. Wer in einem Wettkampf auch eine zusätzliche Herausforderung sieht, einmal auszuprobieren, wie schnell es wirklich geht, mischt das Ausdauertraining mit Tempotraining. Das Ausdauertraining besteht aus Dauerläufen in ruhigem bis mäßigem Tempo, das Tempotraining setzt sich zusammen aus Wiederholungsläufen sowie aus Läufen, bei denen eine Zeit lang das angestrebte Wettkampftempo eingeschlagen wird.

Das effektivste Tempotraining ist das Intervalltraining (siehe Kap. 8.5 „Die verschiedenen Trainingsformen beim Laufen", Intervalltraining), am besten durchgeführt auf einer Laufbahn (400-m-Runde). Die Länge der Wiederholungen beträgt zwischen 400 m, 500 m oder 800 m, das Tempo liegt dabei um 2-5 s (auf den Kilometerschnitt bezogen) schneller als beim angestrebten Wettkampftempo. Bei Wettkampfanfängern kann ein Kilometerschnitt zwischen 5:30 und 6:00 min pro km angesetzt werden, routiniertere Wettkampfanfänger können auch mit einem Schnitt von 5 min/km rechnen. Beginnen Sie zunächst mit fünf Wiederholungen und traben Sie danach sehr langsam, bis der Puls bei 70 % des Maximalwerts liegt, bevor Sie erneut loslaufen.

Wenn Sie dies gut vertragen und das Gefühl haben, es ginge bequem auch noch mehr, steigern Sie auf 10 Wiederholungen. Wiederholungsläufe über längere Distanzen (500 m, 800 m, 1.000 m) werden entsprechend weniger oft wiederholt. Höchstens als Test zwei Wochen vor dem Wettkampf könnten acht Wiederholungsläufe über 1.000 m dienen, ansonsten machen Sie nur fünf Wiederholungen über 1.000 m. Dabei liegt das Tempo bis zu 10 s (pro km) höher als beim angestrebten 10-km-Wettkampftempo (95 % der HFmax). Die Trabpause dauert halb so lange wie die Belastung.

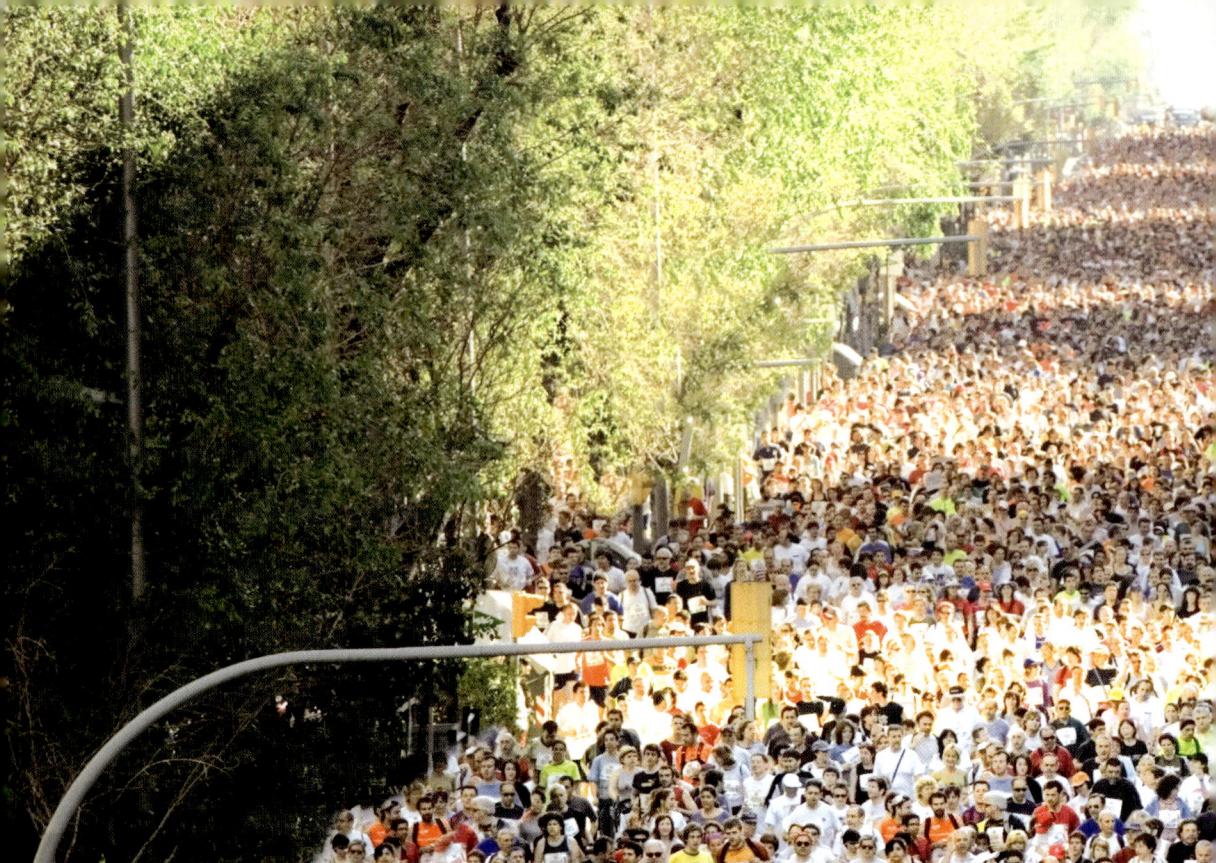

Wichtig: Die Belastung darf bei jedem Wiederholungslauf auf keinen Fall so hoch sein, dass Sie auf den letzten 100-200 m aus der Puste kommen. Sie sollten zu jedem Zeitpunkt das Gefühl haben, noch 15-20 % Reserven zu haben. Routinierte und wettkampferfahrene Läufer absolvieren auch Wiederholungsläufe über 200 m, z. B. 10-15 x 200 m mit einer Trabpause von 200 m (dabei kann die Herzfrequenz auch etwas höher sein bei Wiederbeginn der Belastung). Ein Intervalltraining sollte nicht häufiger als 1 x pro Woche durchgeführt werden.

Wer mehr als 4 x pro Woche trainiert, kann daneben auch noch ein Fahrtspiel ins Programm nehmen, wobei zwischen den Tempotrainingseinheiten mindestens drei Tage und ein langsamer Dauerlauf sowie ein Ruhetag liegen sollten. Dazu kommt pro Woche ein längerer Lauf in langsamem Tempo, der zwischen einer und anderthalb Stunden dauert. Alle zwei Wochen findet anstelle des Intervalltrainings ein Tempodauerlauf statt, der im Tempo 10 s pro km langsamer als das angestrebte Wettkampftempo liegen (oder 85 % der HFmax) und nach einer Aufwärmphase 15-20 min lang sein sollte. Die Vorbereitungsphase liegt zwischen acht und 12 Wochen.

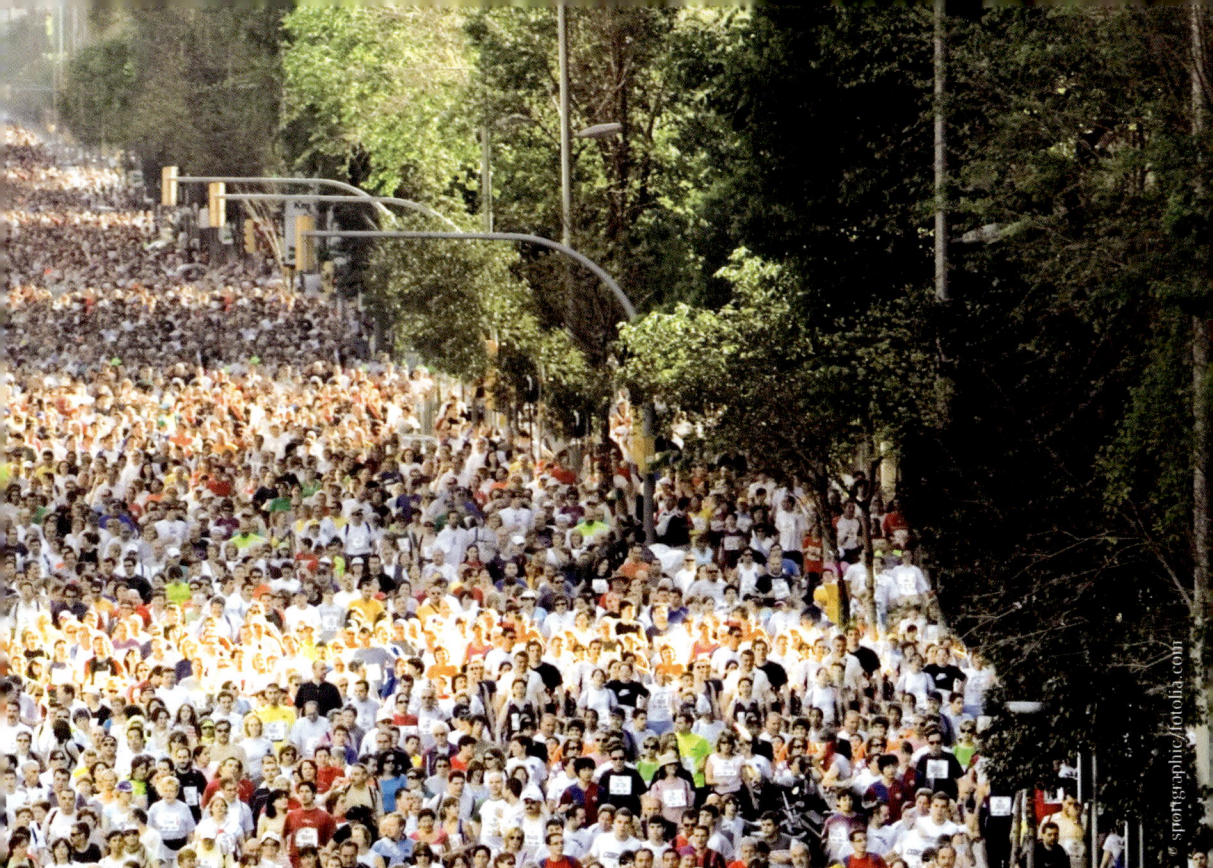

© sportgraphic/fotolia.com

Halbmarathon

Die Vorbereitung auf einen Halbmarathon unterscheidet sich von der auf einen 10-km-Lauf vor allem dadurch, dass der wöchentliche lange Lauf von Mal zu Mal leicht gesteigert wird und bis zu zwei Stunden dauert. Das Tempo ist dabei 60-90 s pro km langsamer als bei der angestrebten Halbmarathonzeit. Dadurch wird die Ausdauerbasis gestärkt, denn Sie müssen sich mit dem Gedanken anfreunden, beim Halbmarathonwettkampf bis zu zwei Stunden oder länger auf den Beinen zu sein. Das Tempotraining besteht in erster Linie aus Fahrtspiel, dessen Dauer zwischen 40 und 70 min beträgt.

Ambitionierte Läufer, die auch Intervalltraining einbauen wollen, sollten bei den Wiederholungsdistanzen zwischen 500 m und 2.000 m abwechseln. Vier Trainingseinheiten pro Woche sind empfehlenswert, um auf der sicheren Seite zu sein.

Die Vorbereitungsphase liegt bei 10-12 Wochen. Wer den Halbmarathon in einem 5-min-Schnitt schaffen will, also nach 1:45 h im Ziel sein will, sollte in der Lage sein, die 10 km im Wettkampf etwa in 45-47 min zu schaffen.

Bietet sich die Möglichkeit, kann im Vorfeld des Halbmarathons etwa 2-4 Wochen vorher ein Wettkampf über 10 km oder gar 15 km gute Dienste in der Vorbereitung leisten. Diese Rennen absolviert man etwa 5 s pro km langsamer als das angestrebte Halbmarathontempo. Gibt es diese Möglichkeit nicht, sollte alle zwei Wochen ein Tempodauerlauf stattfinden, der zwischen 30 und 45 min dauert (von Mal zu Mal um fünf Minuten steigern) und im angestrebten Halbmarathontempo absolviert wird (85 % der HFmax).

Marathon

Natürlich kann man einen Marathon schaffen, ohne jemals zuvor einen Wettkampf über eine kürzere Distanz absolviert zu haben. Es vereinfacht jedoch dieses Vorhaben ungemein, wenn man zuvor schon das eine oder andere Mal bei einem kürzeren Lauf gestartet ist. Zudem sind Wettkämpfe über kürzere Distanzen wertvolle Trainingseinheiten für einen Marathon. Nicht wenige routinierte Marathonläufer trainieren ausschließlich im Ausdauerbereich und nutzen nur Wettkämpfe über Distanzen von 5 km bis Halbmarathon als Tempotraining, allerdings im Wochenrhythmus bzw. alle zwei Wochen. Dies reduziert zum einen die Verletzungsanfälligkeit, zum andern erlangt man durch solche Wettkämpfe eine ausgezeichnete Tempoausdauer, von der man auf der langen Marathondistanz profitiert.

Ein Marathon ist mehr als ein doppelter Halbmarathon. Während bei einem Halbmarathon erst gegen Ende Stoffwechselprozesse im Körper einsetzen, die beim Marathon eine wichtige Rolle spielen (Stichwort: Fettstoffwechsel), kommen sie beim Marathon voll zur Geltung. Die berüchtigte Krise zwischen km 30 und 40 ist genau auf dieses Phänomen zurückzuführen, auch bekannt durch das Symbol des Mannes mit dem Hammer, den man auf diesem Streckenabschnitt zu treffen glaubt, wobei die Beine schwer werden, begleitet von verstärkter Atmung. Der Grund dafür ist ein Umstellungsprozess, den der Körper in diesem Stadium der Belastung durchführt. Er schaltet im Zuge seiner Energiegewinnung um von einer vorwiegenden Verbrennung von Glykogen auf den Brennstoff Fett als vorwiegende Energiequelle. Dieser verbrennt langsamer und benötigt dazu mehr Sauerstoff als bei der (vorwiegenden) Glykogenverbrennung, was vom Läufer als anstrengend empfunden wird. Ziel des langen Laufs ist, den Körper an diesen Umstellungsprozess zu gewöhnen und zum zweiten, möglichst lange hauptsächlich Glykogen zu verbrennen. Dies wird durch das langsame Tempo des langen Laufs erreicht, denn es bewirkt, dass von Beginn an schon Teile der Fettreserven des Körpers angezapft werden (siehe KASTEN „Von wegen Fett verbrennen") und somit die Glykogenspeicher (in Leber und Muskeln) länger gefüllt bleiben.

Außerdem dient der lange Lauf dazu, die Muskulatur an die lange dauernde Belastung zu gewöhnen. Bei einer Marathonvorbereitung von 12 Wochen sollte etwa 1 x pro Woche ein solcher langer Lauf auf dem Programm stehen, der von Mal zu Mal etwas länger ist (nie um mehr als 10-15 % steigern) und maximal drei Stunden dauern sollte. Ausgehend von 1:30-1:40 h beim ersten Mal, lässt sich der lange Lauf bei siebenmaliger Durchführung auf bis 2:50 h steigern. Einmal im Monat fällt der lange Lauf aus, um eine Überbelastung zu vermeiden. Der letzte (und längste) Lauf findet zwei Wochen vor dem Marathon statt.

Eine Marathonvorbereitung kommt durchaus ohne Tempotraining aus, aber nicht ohne einen langen Lauf. Wer das nicht berücksichtigt, kommt vielleicht auch ins Ziel, zumal wenn es lange genug geöffnet ist, leidet aber sicherlich ein Vielfaches mehr als andere, die außerdem deutlich früher im Ziel sind. Bei einer Vorbereitungszeit von 12 Wochen sollte ein Training von mindestens 4 x pro Woche möglich sein. Mit 3 x pro Woche lässt sich ein Marathon zwar auch bewältigen, wenn man die Akzente entsprechend setzt, doch ist dies eher erfahrenen Läufern möglich, die bereits einen oder mehrere Marathons bestritten haben.

Von wegen Fett verbrennen

Die Idee, man könne gezielt Körperfett verbrennen, wenn man nur langsam genug laufe, entstand vor Jahren, als die Fitnessklubs zu boomen begannen und sich die Medien zunehmend für das Thema Freizeitsport interessierten. Auch die Walking-Protagonisten nutzten diesen Mythos, um ihr Anliegen attraktiver zu machen.

Allerdings stimmt diese Behauptung nicht, denn man müsste tagelang laufend unterwegs sein, um eine signifikante Menge an Kalorien zu verbrennen, die zudem höher liegen müsste als die Zahl der Kalorien, die man durch Essen zu sich nimmt. Die Wahrheit lautet: Es werden umso mehr Kalorien verbrannt, je schneller man sich bewegt. Die meisten Kalorien verbrennt also, wer möglichst lange so schnell laufen kann, dass Muskeln und Gelenke dies bewerkstelligen können. Der Freizeitläufer bewegt sich selten, wenn überhaupt, in einer signifikant hohen Kalorienverbrauchszone, es sei denn, er absolviert einen Halbmarathon oder einen Marathon und befindet sich dabei an seiner Leistungsgrenze. Ein Laufanfänger profitiert jedoch auch ohne signifikanten Kalorienverbrauch vom Laufen, weil nämlich das Herz-Kreislauf-System angeregt wird und die Muskulatur sowie der Stoffwechsel positive Reize erfahren.

Beim Abnehmen hilft ein Ausdauersport wie Laufen in erster Linie dadurch, dass nach einer gewissen Zeit der Gewöhnung an die Belastung inklusive der muskulären Entwicklung der Grundumsatz an Kalorien erhöht ist und sich Stoffwechselprozesse effektiver gestalten.

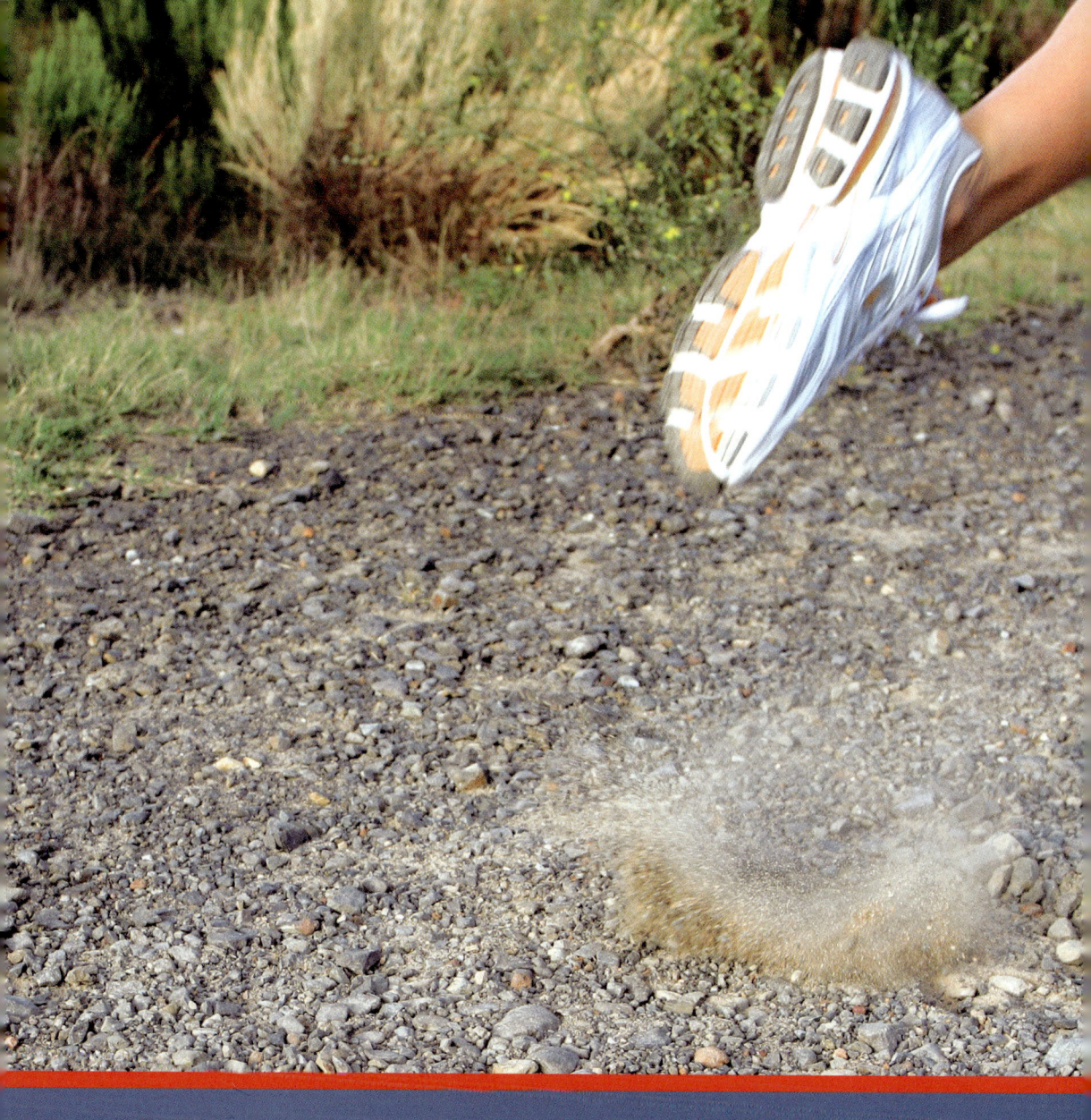

KAPITEL 9

TRAININGSPLÄNE

9.1 NACH EINEM PLAN TRAINIEREN: SO GEHT'S

Ein standardisiertes anonymes Trainingsprogramm hat viele Vorteile. Man kommt dabei auf systematischem Weg zum Ziel und wenn das Programm stimmig ist, passt es zumindest einigermaßen zu Leistungsstand bzw. Leistungsvermögen im Ausgangsstadium. Ideal ist sicherlich ein persönlich zugeschnittenes Trainingsprogramm, das ein persönlicher Trainer ganz speziell und individuell ausarbeitet und das man in Abstimmung mit ihm durchführt. Dies hat natürlich den Vorteil, dass auf momentane Gegebenheiten sehr spontan und individuell reagiert werden kann, quasi wie bei einem Profi. Bei einem Standardprogramm ist dies nur möglich, wenn man sich selbst mit der Trainingsthematik auskennt und entsprechend reagieren kann.

Der große Nachteil standardisierter Trainingsprogramme ist, dass die meisten Läuferinnen und Läufer nicht wissen, worauf es bei diesen Programmen ankommt bzw. dass ihnen die Prinzipien eines Trainingsaufbaus fremd sind, weswegen es ihnen schwerfällt, die richtigen Maßnahmen zu treffen, wenn es einmal nicht so läuft wie geplant oder wenn andere unvorhergesehene Störfälle auftreten, Krankheit, Geschäftsreise usw. Entweder man eignet sich diese Kenntnisse durch Fachlektüre oder Kurse an oder man versucht sich im

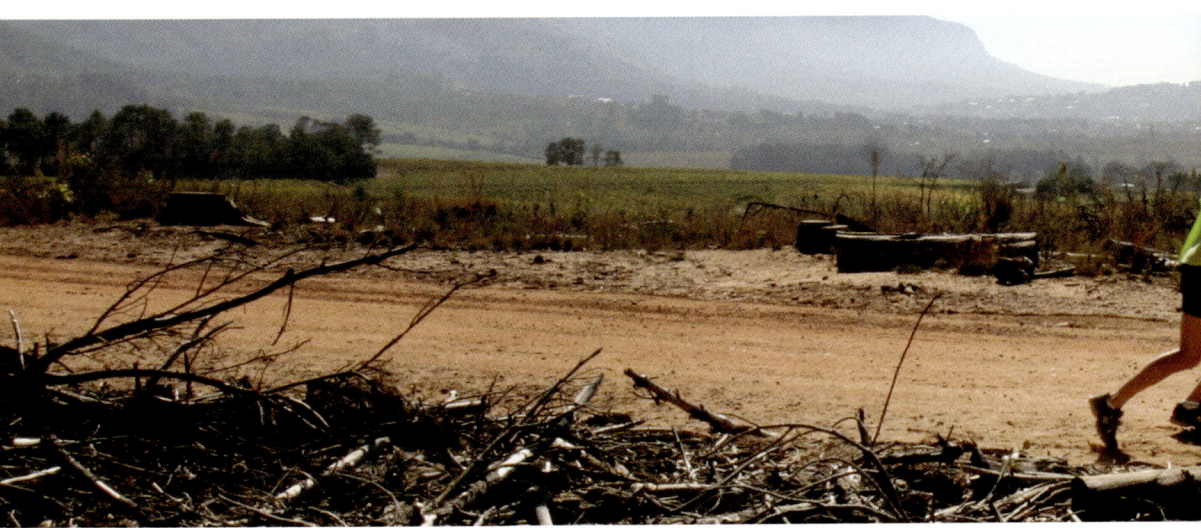

Trial-and-Error-Verfahren, auf Deutsch: Man probiert verschiedene Verfahren an sich aus, um nach Irrwegen und Erfahrungen zur Wahrheit zu gelangen.

Meine Wahrheit in Sachen Trainingsgestaltung leitete sich daraus ab, Trainingspläne internationaler Topläufer nachzuahmen, prozentual auf Freizeitläuferniveau heruntergerechnet, versteht sich, denn in den 70er Jahren gab es schlichtweg keine Trainingspläne für Freizeitläufer und ein Internet natürlich auch nicht, in dem man sich alles Notwendige zusammensuchen kann und sich in Foren mit Gleichgesinnten austauschen kann. Diese „Methode" hatte den Nachteil, dass ich lange brauchte, um die richtige Trainingsdosis zu finden, die für mich passte. Anders ausgedrückt: Es dauerte Jahre und ich durchlebte dabei einige Laufverletzungen, bis ich merkte, dass weniger meist mehr brachte. Diese Erkenntnis kann ich nur allen wärmstens empfehlen. Außerdem: Nur ausreichende Erholung zwischen den Trainingsbelastungen führt zu einer Leistungssteigerung, und hätte ich frühzeitig mit begleitenden Kräftigungsübungen begonnen, wäre mir wohl so manches Beschwerdebild erspart geblieben.

Andererseits lassen mich diese vielfältigen Erfahrungen mit Trainingsformen und der Umgang mit Laufverletzungen umso überzeugter argumentieren und Ratschläge geben. Ich würde mich freuen, wenn meine Ratschläge dazu beitragen, dass Sie sich bei allen nötigen Erfahrungen, die jeder für sich sammeln muss, einige Irrwege ersparen können.

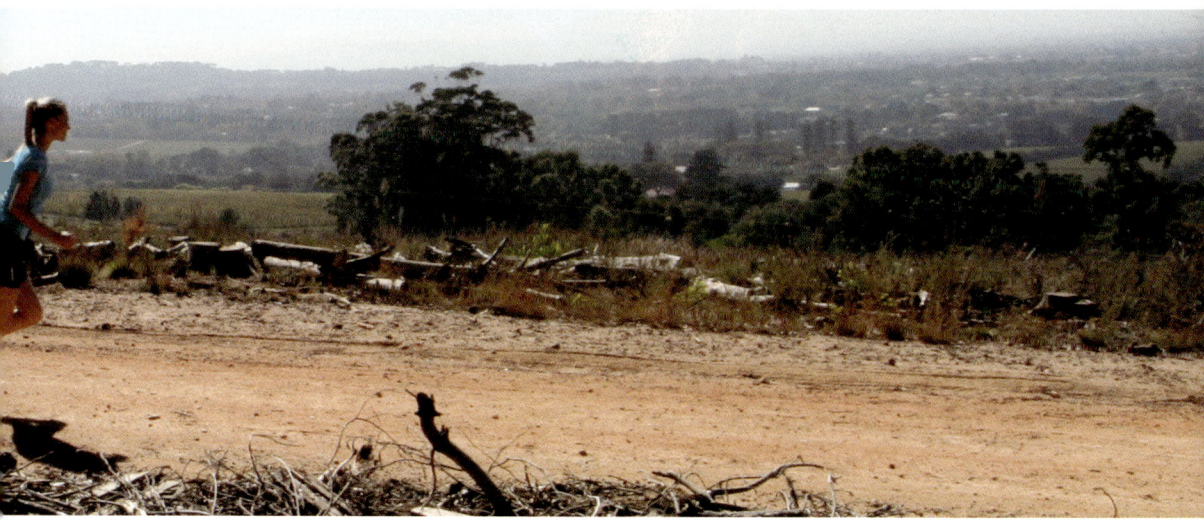

9.2 ANFÄNGER OHNE SPORTLICHEN HINTERGRUND

Ausgangslage:	Maximal 5 min Laufen am Stück sind möglich.
Ziel:	In 10 Wochen 30 min Laufen, unterbrochen von 10 min Gehpausen, insgesamt 45 min Training.
Frequenz:	3-4 x pro Woche
Lauftempo:	Ein Gespräch muss immer bequem möglich sein.
Gehpausen:	Sie werden in dem Tempo absolviert, das Sie zur Erholung benötigen und für sich festlegen. Hat Sie das Laufen sehr angestrengt, gehen Sie langsam, fühlen Sie sich nicht ausbelastet, gehen Sie schneller. Das Prinzip dahinter: Lieber langsam laufen und schnell gehen als umgekehrt, denn so machen Sie schneller Fortschritte und sind spätestens nach dieser Trainingsperiode in der Lage, 10-20 min am Stück in langsamem Tempo zu laufen.
Ein Tipp:	Messen Sie Ihren Ruhepuls 1 x pro Woche (z. B. jeweils am Montag) nach dem Aufwachen noch im Bett. Wenn Sie nach 10 Wochen regelmäßigen Trainings schon feststellen, dass die Herzfrequenz (pro Minute) gesunken ist, kann dies auf das Training zurückgeführt werden und Sie sind auf einem guten Weg.

Anfänger tun gut daran, einfach auszuprobieren, was ihnen guttut und was nicht und vor allem eines zu beachten: Schön langsam laufen, denn der größte Fehler von Laufanfängern ist, dass sie zu schnell laufen und entsprechend schneller an ihre Grenzen stoßen. Der hier angeführte Trainingsplan für Anfänger soll dazu dienen, eine Basis zu schaffen, auf der ununterbrochenes Laufen möglich wird. Wenn Sie sich unterfordert fühlen, verkürzen Sie die Gehpausen oder verlängern Sie die Laufabschnitte. Das Prinzip sollte immer klar sein: langsam laufen, und das möglichst lange. Und wenn Sie in der Lage sind, eine Dreiviertelstunde am Stück zu laufen, können Sie damit beginnen, ab und zu 1-2 min etwas schneller zu laufen oder sich gezielt mit Tempotraining zu beschäftigen. Für Anfänger ist dann vor allem das Fahrtspiel ein empfehlenswertes Trainingsmittel, da es sehr individuell gestaltet werden kann.

WOCHE 1

Mo.	Mi.	Fr.
2 min L	2 min L	2 min L
3 min G	3 min G	3 min G
3 min L	3 min L	3 min L
3 min G	3 min G	3 min G
2 min L	2 min L	2 min L
3 min G	3 min G	3 min G
1 min L	1 min L	1 min L
2 min G	2 min G	2 min G
1 min L	1 min L	1 min L
5 min G	5 min G	5 min G

WOCHE 2

Mo.	Mi.	Fr.
3 min L	2 min L	2 min L
3 min G	3 min G	3 min G
3 min L	3 min L	3 min L
2 min G	2 min G	2 min G
2 min L	2 min L	2 min L
3 min G	3 min G	3 min G
1 min L	1 min L	1 min L
1 min G	1 min G	1 min G
1 min L	1 min L	1 min L
1 min G	1 min G	1 min G
2 min L	2 min L	2 min L
6 min G	6 min G	6 min G

WOCHE 3

Mo.	Mi.	Fr.	
3 min L	2 min L	2 min L	
3 min G	3 min G	3 min G	
3 min L	3 min L	3 min L	
2 min G	2 min G	2 min G	
3 min L	3 min L	3 min L	
3 min G	3 min G	3 min G	
1 min L	1 min L	1 min L	
1 min G	1 min G	1 min G	
2 min L	2 min L	2 min L	
2 min G	2 min G	2 min G	
2 min L	2 min L	2 min L	
6 min G	6 min G	6 min G	

WOCHE 4

Mo.	Mi.	Fr.	
3 min L	2 min L	3 min L	
3 min G	3 min G	3 min G	
3 min L	3 min L	3 min L	
3 min G	2 min G	2 min G	
3 min L	3 min L	3 min L	
3 min G	3 min G	3 min G	
2 min L	1 min L	1 min L	
1 min G	1 min G	1 min G	
2 min L	2 min L	2 min L	
3 min G	2 min G	2 min G	
2 min L	2 min L	2 min L	
6 min G	6 min G	6 min G	

WOCHE 5

	Mo.	Mi.	Fr.	So.	
	3 min L	2 min L	2 min L	2 min L	
	3 min G	3 min G	3 min G	3 min G	
	3 min L	3 min L	3 min L	3 min L	
	2 min G	3 min G	3 min G	3 min G	
	3 min L	3 min L	3 min L	3 min L	
	3 min G	3 min G	3 min G	3 min G	
	2 min L	1 min L	1 min L	1 min L	
	1 min G	1 min G	1 min G	1 min G	
	2 min L	2 min L	2 min L	1 min L	
	2 min G	2 min G	2 min G	2 min G	
	2 min L	2 min L	2 min L	2 min L	
	6 min G	6 min G	6 min G	6 min G	

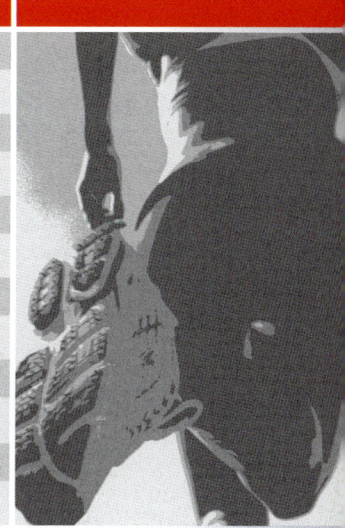

WOCHE 6

	Di.	Do.	Sa.	
	3 min L	4 min L	3 min L	
	3 min G	3 min G	3 min G	
	4 min L	3 min L	3 min L	
	2 min G	2 min G	2 min G	
	3 min L	3 min L	4 min L	
	2 min G	3 min G	2 min G	
	2 min L	2 min L	3 min L	
	1 min G	1 min G	1 min G	
	2 min L	2 min L	2 min L	
	2 min G	2 min G	2 min G	
	2 min L	2 min L	2 min L	
	6 min G	6 min G	6 min G	

WOCHE 7

	Mo.	Mi.	Fr.	
	4 min L	4 min L	4 min L	
	3 min G	3 min G	3 min G	
	3 min L	3 min L	3 min L	
	2 min G	2 min G	2 min G	
	4 min L	4 min L	4 min L	
	2 min G	2 min G	2 min G	
	3 min L	3 min L	3 min L	
	1 min G	1 min G	1 min G	
	2 min L	2 min L	2 min L	
	2 min G	2 min G	2 min G	
	2 min L	2 min L	2 min L	
	6 min G	6 min G	6 min G	

WOCHE 8

	Mo.	Mi.	Fr.	So.	
	5 min L	5 min L	5 min L	5 min L	
	3 min G	3 min G	3 min G	3 min G	
	3 min L	3 min L	2 min L	3 min L	
	2 min G	2 min G	2 min G	2 min G	
	4 min L	4 min L	4 min L	4 min L	
	2 min G	2 min G	2 min G	2 min G	
	3 min L	3 min L	3 min L	3 min L	
	1 min G	1 min G	1 min G	1 min G	
	3 min L	3 min L	3 min L	3 min L	
	2 min G	2 min G	2 min G	2 min G	
	2 min L	2 min L	2 min L	2 min L	
	6 min G	6 min G	6 min G	6 min G	

WOCHE 9

	Mi.	Fr.	So.
	6 min L	6 min L	6 min L
	3 min G	3 min G	3 min G
	4 min L	4 min L	4 min L
	2 min G	2 min G	2 min G
	4 min L	4 min L	4 min L
	2 min G	2 min G	2 min G
	3 min L	3 min L	3 min L
	1 min G	1 min G	1 min G
	3 min L	3 min L	3 min L
	2 min G	2 min G	2 min G
	4 min L	4 min L	4 min L
	6 min G	6 min G	6 min G

WOCHE 10

	Di.	Do.	So.
	6 min L	6 min L	7 min L
	3 min G	3 min G	3 min G
	5 min L	5 min L	5 min L
	2 min G	2 min G	2 min G
	4 min L	5 min L	6 min L
	2 min G	2 min G	2 min G
	3 min L	3 min L	5 min L
	1 min G	1 min G	1 min G
	3 min L	4 min L	4 min L
	2 min G	2 min G	2 min G
	4 min L	4 min L	3 min L
	6 min G	6 min G	6 min G

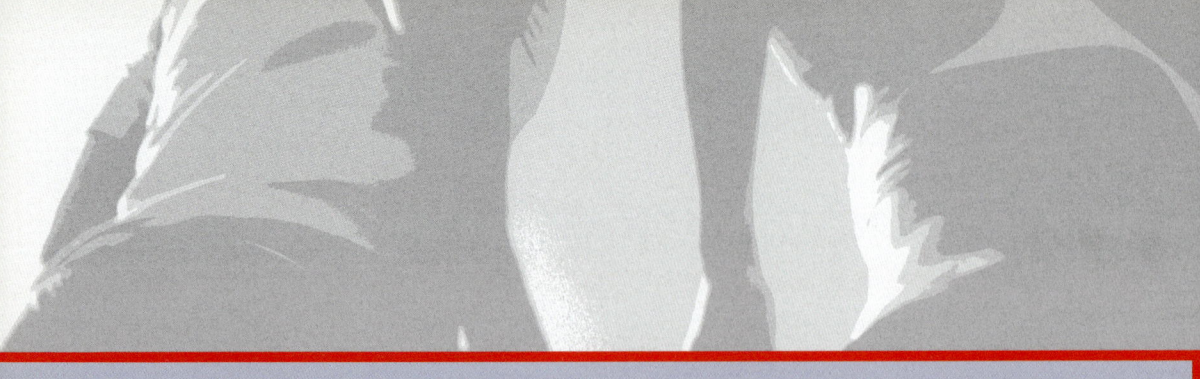

Was tun, wenn ...?

... ich das Gefühl habe, dass mich das Programm überfordert?
Verkürzen Sie zwei der längeren Laufpassagen um jeweils eine halbe oder 1 min.

... ich das Gefühl habe, dass mich das Programm unterfordert?
Addieren Sie bei der ersten und der letzten Laufpassage jeweils 1 min. Wenn Sie sich dabei immer noch unterfordert fühlen, dehnen Sie die erste Laufpassage um mehrere Minuten aus bzw. verkürzen Sie die Gehpassagen. In diesem Fall sollten Sie sich an die Belastung herantasten, die zu Ihrem Leistungsstand passt.

... ich wegen Krankheit eine Woche pausieren muss?
Eine Woche Pause hat keinen entscheidenden Leistungsverlust zur Folge. Für Anfänger ohne sportlichen Hintergrund, die gerade mit dem Trainingsprogramm begonnen haben, gilt: Beginnen Sie nach der Pause mit dem Programm der Woche vor Ihrer Pause, wenn Sie das Gefühl haben, dass es Sie überfordern könnte, da weiterzumachen, wo Sie aufgehört haben.

... ich geschäftlich verreisen muss?
Wenn sich vor Ort keine Laufmöglichkeit ergibt und es im Hotel keinen Fitnessraum bzw. ein Laufband gibt, absolvieren Sie Ihr Programm im Hotelzimmer auf der Stelle.

9.3 SPORTLICHE ANFÄNGER

Hintergrund:	Früher regelmäßiger Sport (Fußball, Handball usw.), heute sehr unregelmäßig sportliche Aktivitäten. Basisfitness, die es ermöglicht, darauf aufbauend eine Leistungssteigerung anzustreben.
Frequenz:	3-4 x pro Woche
Ziel:	Schneller werden.
4 x pro Woche, Zeitraum:	8 Wochen.
Ziel:	Testlauf oder Wettkampf über 5-8 km.

Wer normalgewichtig ist, früher schon einmal regelmäßig sportlich aktiv war und heute nur noch ab und zu, kann sich dem Thema Laufen durchaus auf anspruchsvollere Art nähern als ein blutiger Anfänger ohne sportlichen Hintergrund. Auch hier gilt: Das A und O ist das Sammeln von Erfahrungen, d. h. etwas auszuprobieren und daraus zu lernen. Wer sich vorgenommen hat, eine Dreiviertelstunde zu laufen, und dabei nach 25 min ausgepumpt auf der Parkbank Platz nimmt, ist vermutlich zu schnell unterwegs gewesen und sollte dies beim nächsten Mal berücksichtigen. Selbst Profiläufer beginnen ihr Laufprogramm in extrem langsamem Tempo, bevor sie es stufenweise steigern. Laufen Sie in der ersten Viertelstunde immer extrem langsam und betrachten Sie dies als Warmlaufphase.

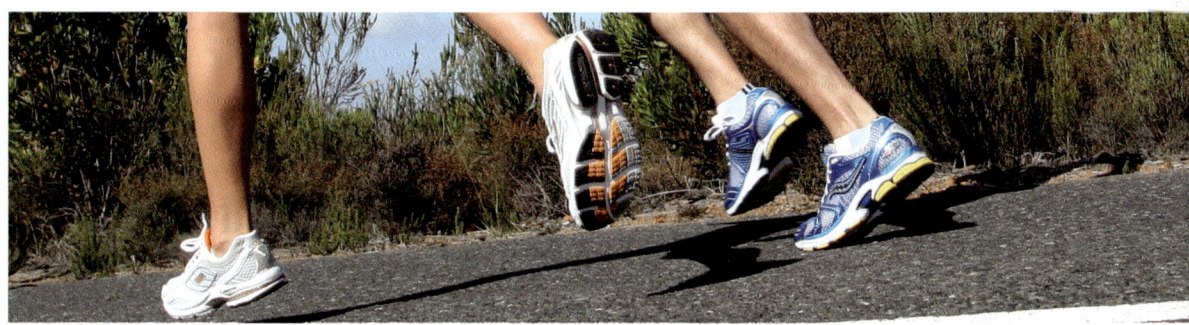

WOCHE 1

Mo.	Mi.	Sa.
45 min LDL	5 km LDL, danach 10 x 1 min flottes Tempo (85-90 % HFmax), 1 min Gehpause	60 min LDL

WOCHE 2

Mo.	Mi.	Sa.
5 km LDL, danach 10 x 2 min flottes Tempo, 1 min Gehpause	45 min LDL	60 min LDL

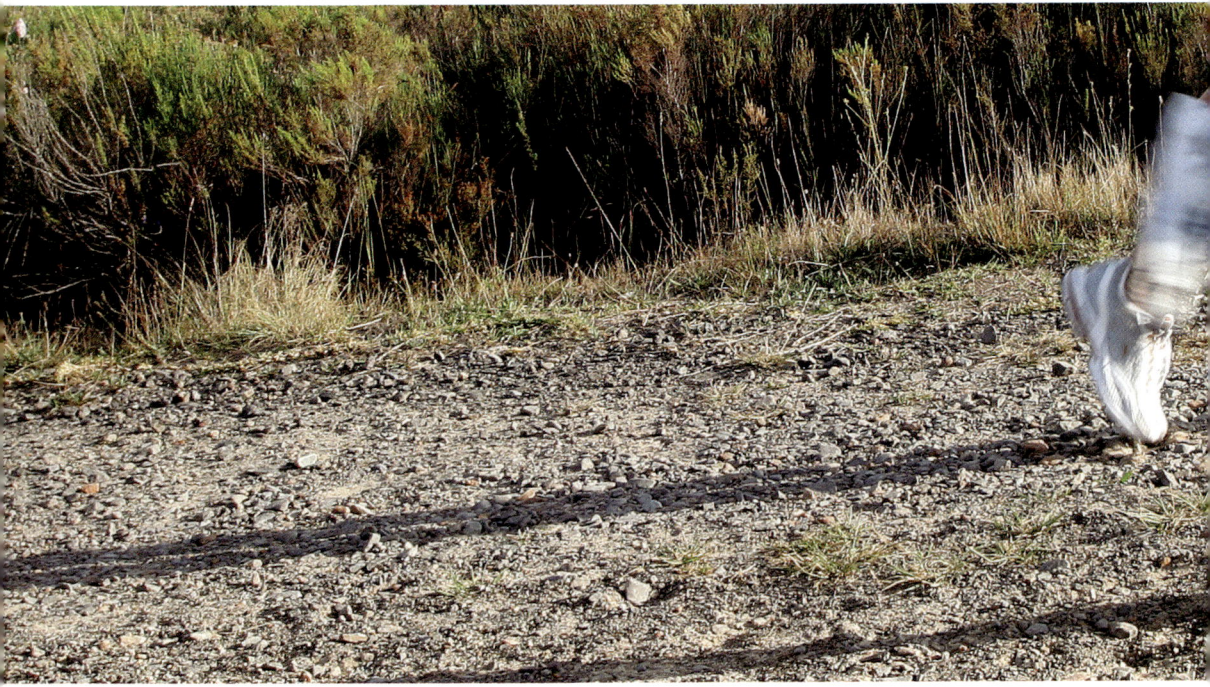

WOCHE 3

Mo.	Mi.	Fr.	So.
45 LDL	5 km LDL, danach 5 x 500 m flottes Tempo, 2 min Gehpause oder langsam traben (je nach Gefühl)	30 min LDL	60 min LDL

WOCHE 4

Mo.	Mi.	Sa.
30 min LDL	8 x 500 m flottes Tempo, 2 min Trabpause	60 min LDL

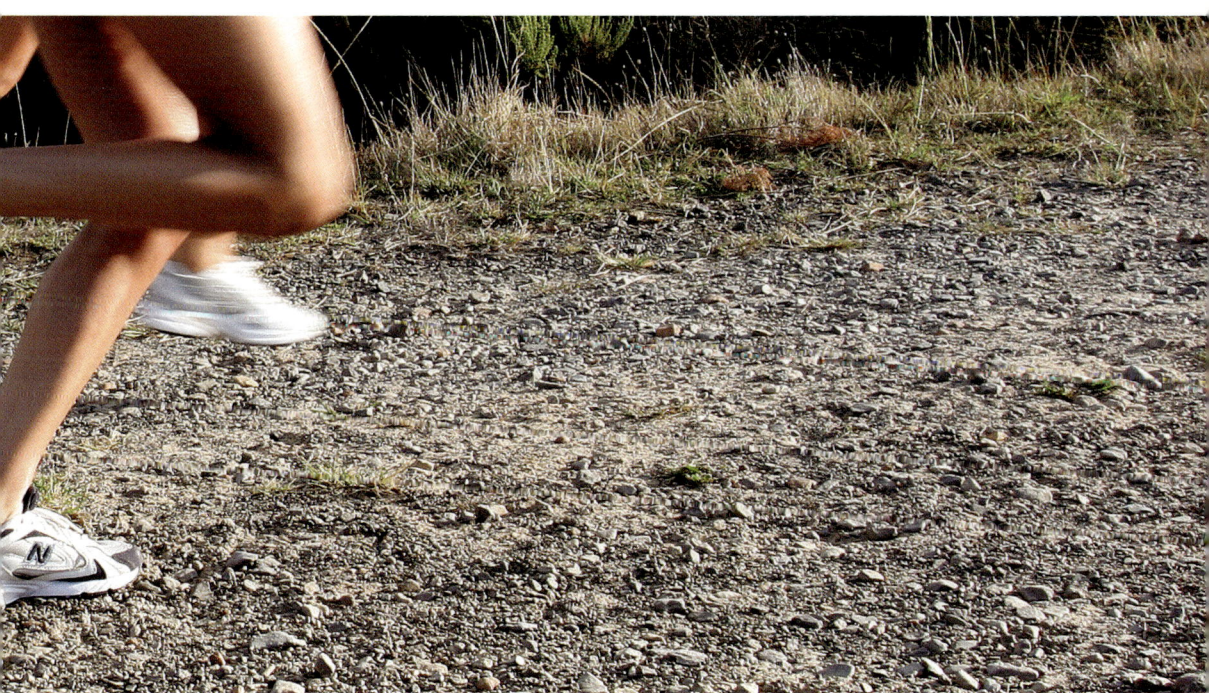

WOCHE 5

Mo.	Mi.	Fr.	So.
45 min LDL	5 x 1.000 m im TDL-Tempo, dazwischen 2 min Trabpause; 10 min Aufwärmen, 10 min Auslaufen	40 min LDL	60 min LDL

WOCHE 6

Mo.	Mi.	Fr.	So.
5 x 1.000 m im TDL-Tempo, dazwischen 2 min Trabpause; 10 min Aufwärmen, 10 min Auslaufen	40 min LDL	30 min Fahrtspiel, davor 10 min Warmlaufen, danach 10 min Auslaufen	60 min LDL

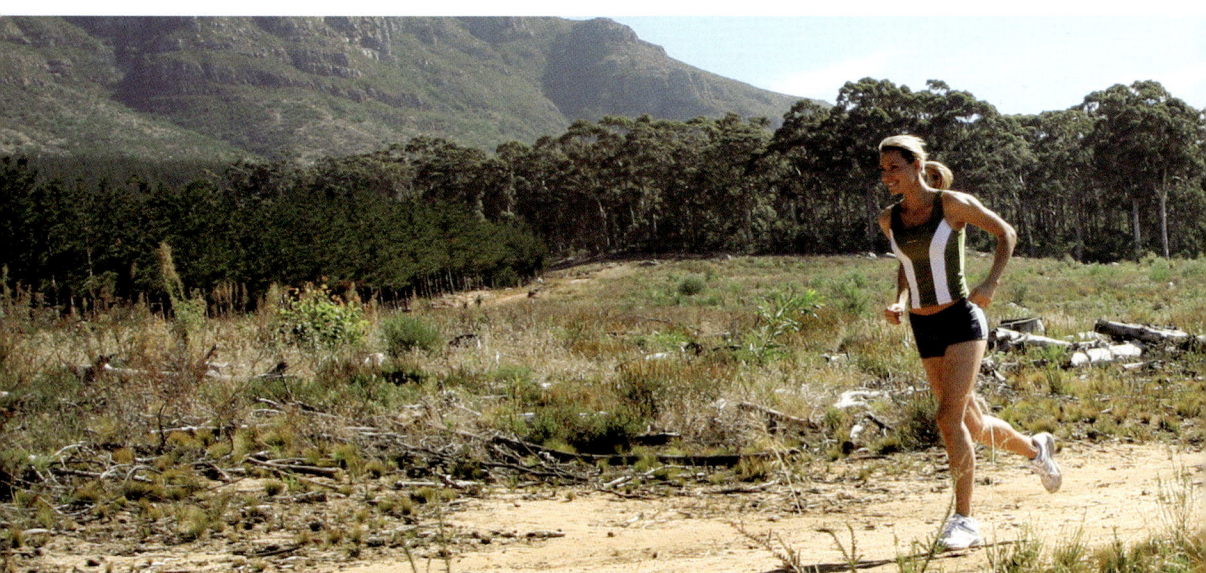

WOCHE 7

Mo.	Mi.	Sa.
30 min LDL	5 x 400 m flottes Tempo, 2 min Gehpause oder langsam traben (je nach Gefühl)	60 min LDL

WOCHE 8

Mo.	Mi.	Fr.	So.
8 x 2 min schnell, 2 min Gehpause oder langsam traben (je nach Gefühl)	20 min LDL	20 min LDL	Testlauf 5 km oder Wettkampf

Ziel: Schneller werden

Abkürzungen und Hinweise

LDL   Langsamer Dauerlauf (75 % HFmax)
TDL   Tempodauerlauf (85-88 % HFmax)

Die Angaben beim Tempotraining (bei Angaben in Metern) beziehen sich auf ein Training auf der Laufbahn bzw. einer abgemessenen Strecke in freier Natur.

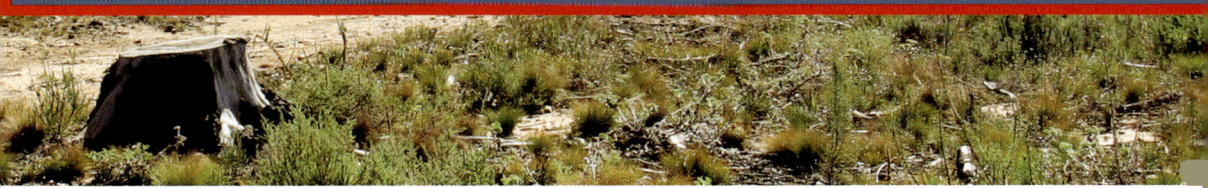

KAPITEL 10

DIE LETZTEN WOCHEN VOR DEM WETTKAMPF

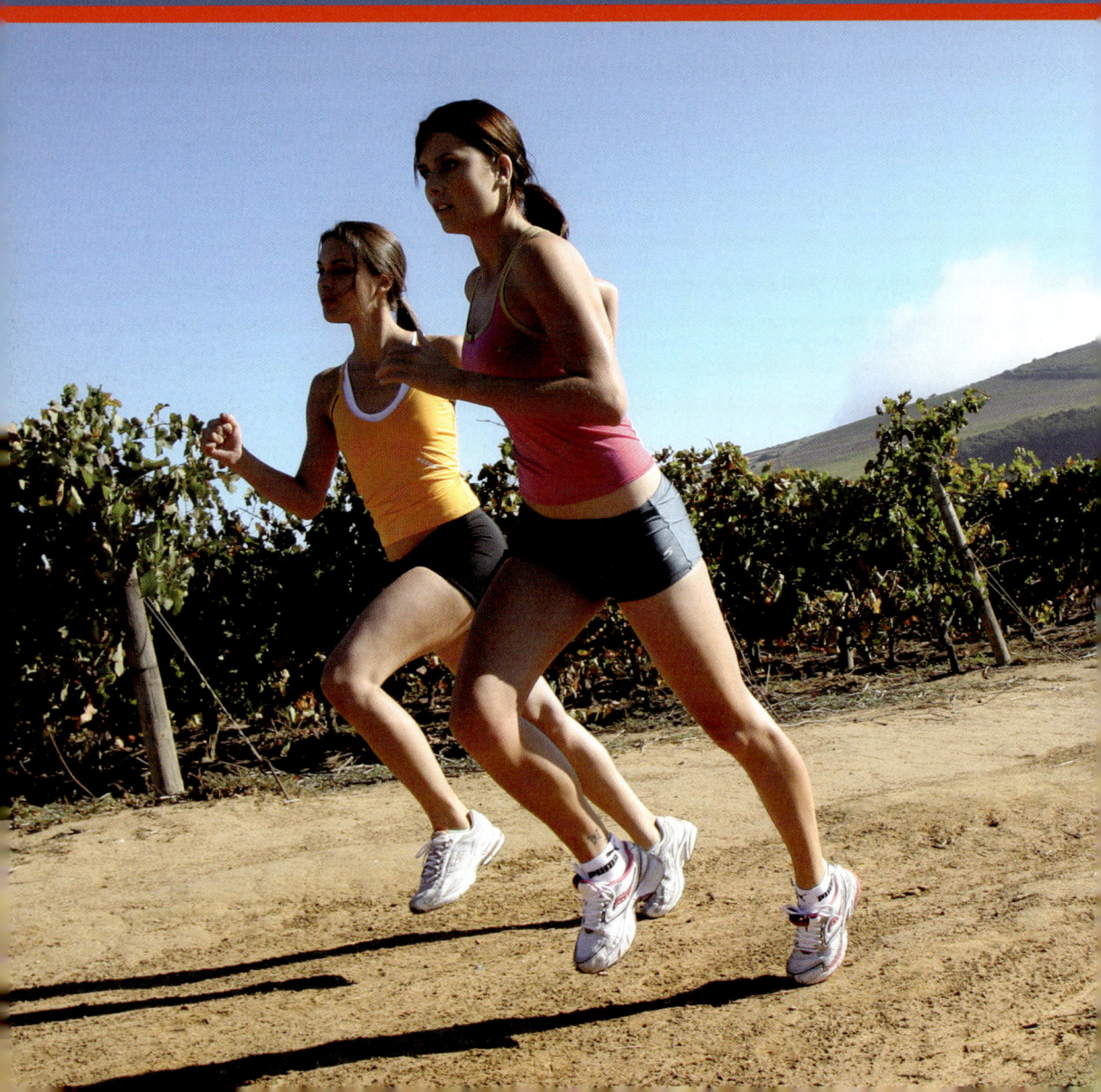

Trainingspläne gibt es wie Sand am Meer, vor allem aber unter www.runnersworld.de bzw. in den RUNNER'S WORLD-Laufbüchern. Dabei sind neben den verschiedenen Leistungszielen auch die unterschiedlichsten Voraussetzungen beim jeweilig Trainierenden zu berücksichtigen. Was allerdings für alle von enormer Wichtigkeit ist, sind die letzten Wochen vor dem Wettkampf, dem Tag X. Noch belasten sich zu viele Freizeitläuferinnen und -läufer in dieser entscheidenden Phase zu stark und können beim Rennen selbst nicht aus dem Vollen schöpfen, sondern sind quasi gehandikapt, weil sie nicht ausreichend frisch an den Start gehen. Wurde z. B. vor Jahren noch der letzte lange Lauf eine Woche vor dem Marathon absolviert, hat sich inzwischen klar durchgesetzt, dass man diese letzte längere Belastung zwei Wochen vorher durchführt. Schließlich war man zuvor wochenlang damit beschäftigt, mit einer Mischung aus Ausdauer- und Tempotraining die Basis zu schaffen, die 42,195 km optimal durchzustehen.

10.1 SO WERDEN SIE AUF DIE MINUTE FIT

10.1.1 10-KM-WETTKAMPF

7 Tage vorher	Trainingsumfang der kommenden Woche um 10-20 % verringern. 10 min Warmlaufen, 5 x 3 min im 10-km-Renntempo
4 Tage vorher	20 min langsamer Dauerlauf
2 Tage vorher	20 min langsamer Dauerlauf
1 Tag vorher	Ruhetag

10.1.2 HALBMARATHON

10 Tage vorher	Trainingsumfang der kommenden Trainingstage um 10-20 % verringern
7 Tage vorher	10 km LDL, dann 5 km im HM-Renntempo
4 Tage vorher	10 min Warmlaufen, 5 x 3 min im HM-Renntempo, dazw. 1 min Trabpause
2 Tage vorher	20 min LDL
1 Tag vorher	Ruhetag

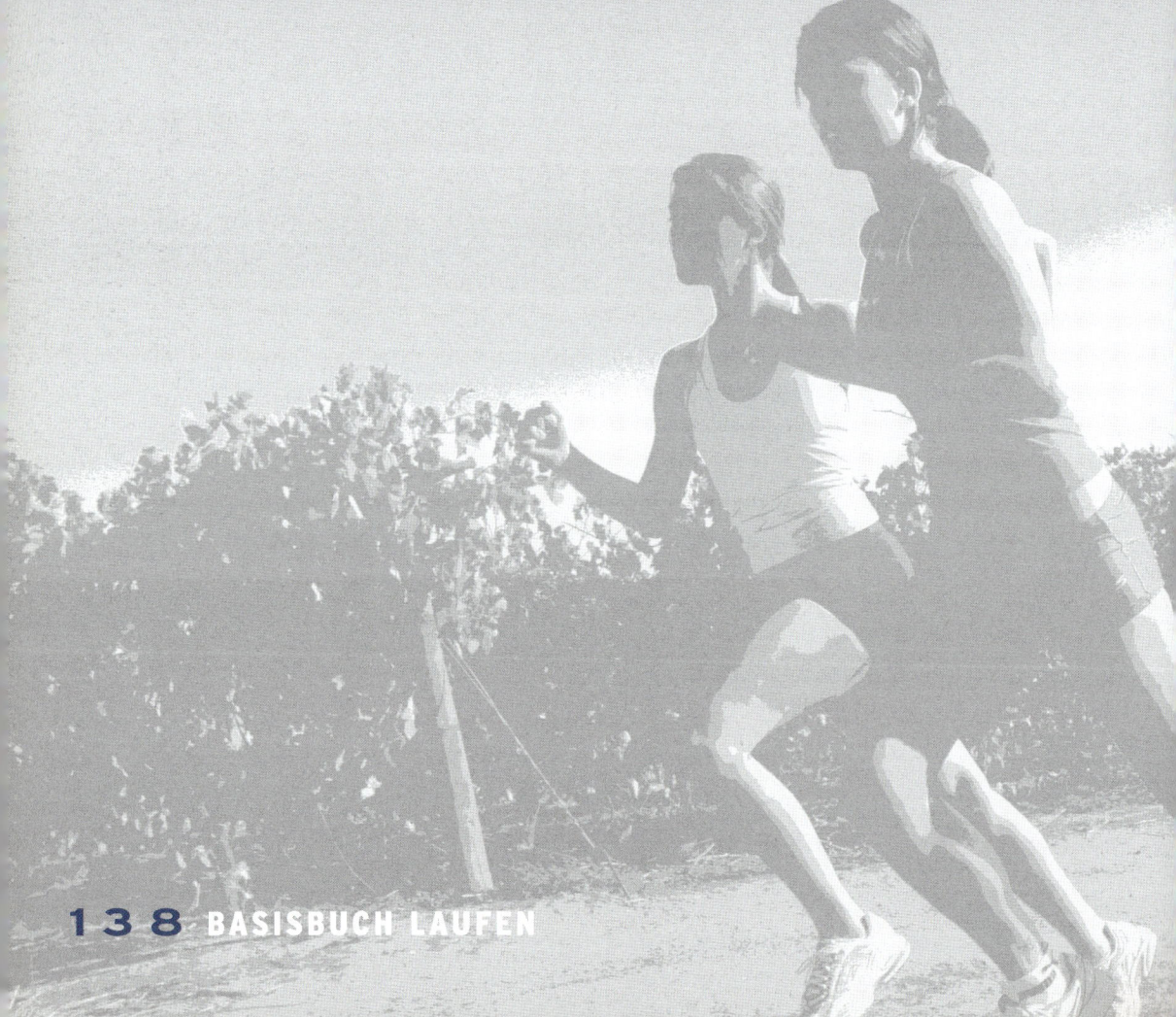

10.1.3 MARATHON

14 Tage vorher	Trainingsumfang der kommenden Woche um 10-20 % verringern
12 Tage vorher	10 min Warmlaufen 8 x 500 m im 5-km-Renntempo, dazw. 1 min Trabpause
10 Tage vorher	10 min Warmlaufen, 3 x 2.000 m im 10-km-Renntempo, dazw. 1 min Trabpause
7 Tage vorher	Trainingsumfang der kommenden Woche um 10-20 % verringern. 10 km LDL, dann 8 km im Marathontempo
4 Tage vorher	10 min Warmlaufen, 4 x 3 min im 10-km-Renntempo, dazw. 1 min Trabpause
2 Tage vorher	15 min LDL
1 Tag vorher	Ruhetag

KAPITEL 11

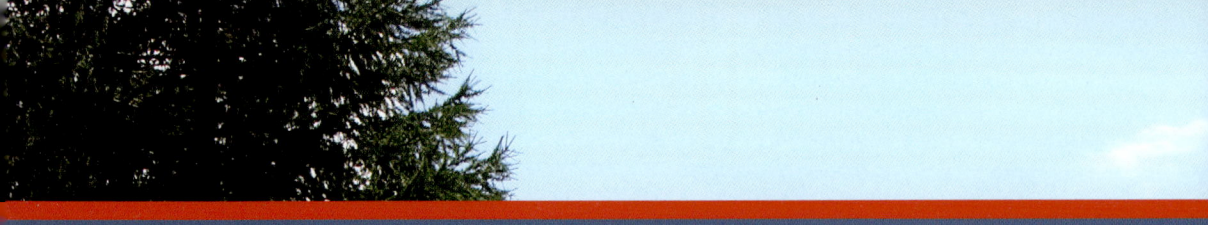

NEUE WEGE BESCHREITEN

TIPPS FÜR ERFAHRENE LÄUFER

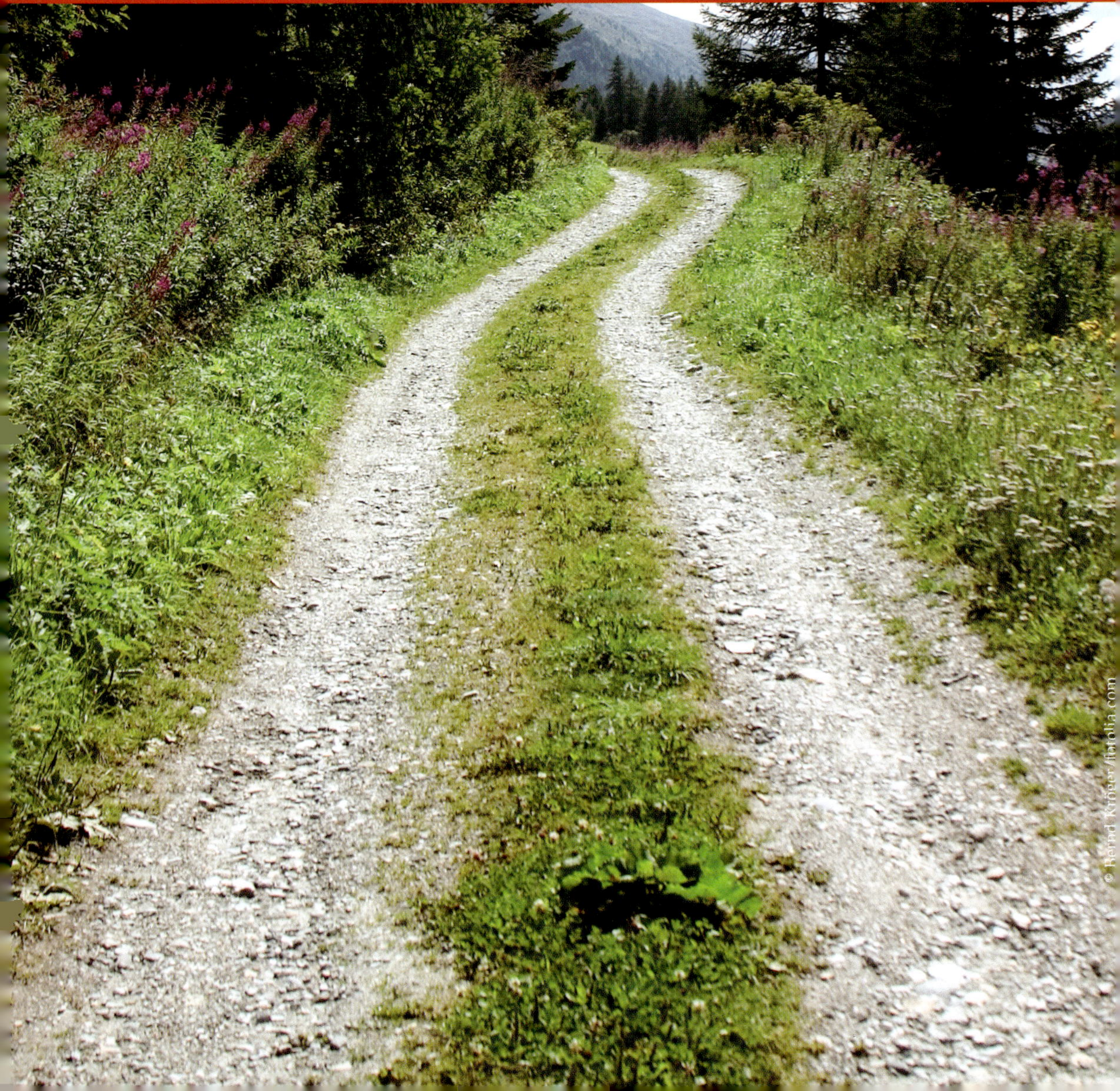

Wer schon einige Lauferfahrungen gesammelt hat, einige Jahre läuft und den einen oder anderen Wettkampf bestritten hat, kann von neuen Wegen beim Training eigentlich nur profitieren. Im Profibereich spricht man vom „Trainingsalter" und meint damit die Lebensjahre mit regelmäßigem Training. Da der Körper sich mit der Zeit an Trainingsreize gewöhnt, reagiert er nicht mehr wie zu Zeiten, als alles neu war und lediglich Trainingsumfang und -intensität erhöht wurden, um neue Reize zu setzen. Irgendwann ist dabei das Limit der Ausbelastung erreicht und neue Reize müssen gefunden werden, um in der Leistung nicht abzufallen bzw. weitere Steigerungsmöglichkeiten zu ermöglichen.

Für den ambitionierten Freizeitläufer gilt dies natürlich nur in abgemilderter Form, aber immerhin. Hier vier Vorschläge, wie sich das Training durch Varianten vielfältiger gestalten lässt. Weitere Anregungen zu neuen Trainingswegen finden sich übrigens regelmäßig im Laufmagazin RUNNER'S WORLD.

11.1 VON DEN STARS LERNEN: DER WETTKAMPF IST EIN HÖHEPUNKT

Weniger ist mehr – dieses Motto trifft bekanntlich auf viele Lebenssituationen zu und hat folglich auch beim Laufen seine Richtigkeit. Es bezieht sich einerseits auf Trainingsumfang und -intensität, hat aber auch recht, wenn es um die Anzahl von Wettkämpfen geht. Viele ambitioniertere Läufer laufen bei ihren Tempodauerläufen im Training schneller als im Wettkampf. Sie schaffen es nicht, die im Training geübten physiologischen Vorgänge am Tag X umzusetzen, weil sie die Reize für den Körper falsch setzen und ihn im Training quasi überstimulieren.

Weltklasseathleten machen vor, wie es geht. Sie setzen ihre Wettkampfeinsätze sehr gezielt ein, meistens auf dem Weg zu einem Hauptziel, z. B. einem Meisterschaftsrennen oder einem Rekordversuch. Meisterlich beherrschte diese Praxis der zweifache finnische Doppel-Olympiasieger Lasse Viren (1972 und 1976 Gold über 5.000 m und 10.000 m). Auch der äthiopische Ausnahmeläufer Haile Gebrselassie ist ein Meister des Timings von Training und Wettkampf. Er bestreitet in der Vorbereitung auf einen Wettkampfhöhepunkt nur wenige, sehr gezielt eingesetzte Rennen, die in erster Linie als Test für die im Training erworbene Tempohärte dienen. In der Vorbereitung auf einen Marathon kann dies z. B. ein 10.000-m-Rennen auf der Bahn sein, das zwei Monate vor dem Marathon stattfindet, oder ein Halbmarathon. In der Vorbereitung auf seinen Marathonweltrekord Ende September 2008 bestritt Gebrselassie in der Sommersaison nur fünf Rennen, das ist wenig für einen Profi wie ihn. Daran sollten sich ambitionierte Freizeitläufer orientieren und Vorbereitungsrennen sehr gezielt einsetzen.

Wer sich auf einen Halbmarathon vorbereitet, sorgt am besten durch Wettkämpfe über kürzere Distanzen für die nötige Tempoausdauer. Denkbar wäre z. B. ein 5-km-Wettkampf (oder ein Tempotest über diese Distanz) 10 Wochen vor dem Halbmarathon, ein 10-km-Wettkampf sechs Wochen vorher und ein 15-km-Rennen vier Wochen vorher. drei Wochen vor dem Halbmarathon absolvieren Sie einen ruhigen Lauf über 2:00-2:30 h und gehen von da an bis zum Wettkampftag mit Umfang und Intensität im Training zurück. Jetzt haben Sie die wichtigste Vorbereitungsphase beendet und gönnen Ihrem Körper die Entspannung, die er braucht, um am Wettkampftag Bestleistungen zu bringen. Auch eine Erkältung kann jetzt in Ruhe auskuriert werden, denn einige Tage Trainingsausfall können der Grundsubstanz Ihrer Vorbereitung nicht schaden. Haile Gebrselassie zog sich z. B. in der Vorbereitung auf seinen Weltrekord beim real,- BERLIN-MARATHON 2008 10 Tage vor dem Start eine Wadenzerrung zu und trainierte bis zum Start des Marathons so gut wie gar nicht mehr, ließ sich lediglich physiotherapeutisch behandeln. Am 28. September 2008 stand er dann bestens ausgeruht an der Startlinie in Berlin und lief mit 2:03:59 h einen fantastischen Weltrekord – wohlgemerkt mit einer Laufpause von über einer Woche direkt vor dem Lauf!

Gleichmäßiges Tempo als Erfolgsgeheimnis

Nichts schadet dem Versuch mehr, persönliche Bestzeit zu laufen, als ungleichmäßiges Tempo. Haile Gebrselassie lief die 5-km-Abschnitte bei seinem Weltrekord von Berlin im Schnitt in 14:41 min, wobei die schnellsten und langsamsten Abschnitte innerhalb einer Spanne von 2 % lagen. Damit Sie sich auf das Marathontempo einstellen können, absolvieren Sie alle zwei Wochen einen Lauf im geplanten Marathontempo anstelle Ihres sonstigen langen Laufs. Nach einer Aufwärmphase (10-15 min) laufen Sie 6 km im Marathontempo. Bei jedem folgenden dieser Läufe, addieren Sie 3 weitere km, bis Sie 20 km in diesem Tempo laufen. Am Tag nach diesem Marathontempotraining laufen Sie ganz ruhig bis zu 90 min.

Die Grundschnelligkeit verbessern

Wer sich über kürzere Distanzen verbessert, profitiert auch im Ausdauerbereich, das ist kein Geheimnis. Für einen Weltklasseläufer wie Haile Gebrselassie, der über 10.000 m 27:00 min laufen kann, sind 10-km-Durchgangszeiten von 29:20 min beim Marathon geradezu ein Spaziergang, zumindest bis 10 km vor dem Ziel. Haile Gebrselassie lief wenige Wochen vor seinem Weltrekordlauf in Berlin bei den Olympischen Spielen in Peking im 10.000-m-Finale als Fünftplatzierter 27:06 min. Dieses Prinzip der verbesserten Grundschnelligkeit gilt genauso für Freizeitläufer. Wer es schafft, 10 km in 40 min zu laufen, für den fühlen sich 5-km-Abschnitte von 22-23 min bei einem Halbmarathon locker an. Bei einem Marathon lässt sich durch verbesserte Grundschnelligkeit erreichen, dass die Stoffwechselkrise, bekannt als die „Begegnung mit dem Hammermann", später eintritt oder gar nicht, je nachdem, wie nah man an seine Grenzen geht.

Gute Bedingungen auswählen

Wer persönliche Bestzeit laufen will, sei es über 10 km oder Marathon, tut gut daran, den richtigen Wettkampf auszusuchen. Eine flache Strecke ist dabei genauso wichtig wie gute Lauftemperaturen, die in der Regel eher im Frühjahr und im Herbst auftreten als im Sommer. Bei großen Läuferfeldern ist es oft schwieriger, sein Tempo zu finden und sich nicht durch Mitläufer und Zuschauer ablenken zu lassen als bei Laufveranstaltungen mit ubersichtlichen Teilnehmerfeldern, vor allem wenn man noch nicht über mehrere Jahre Lauferfahrung verfügt.

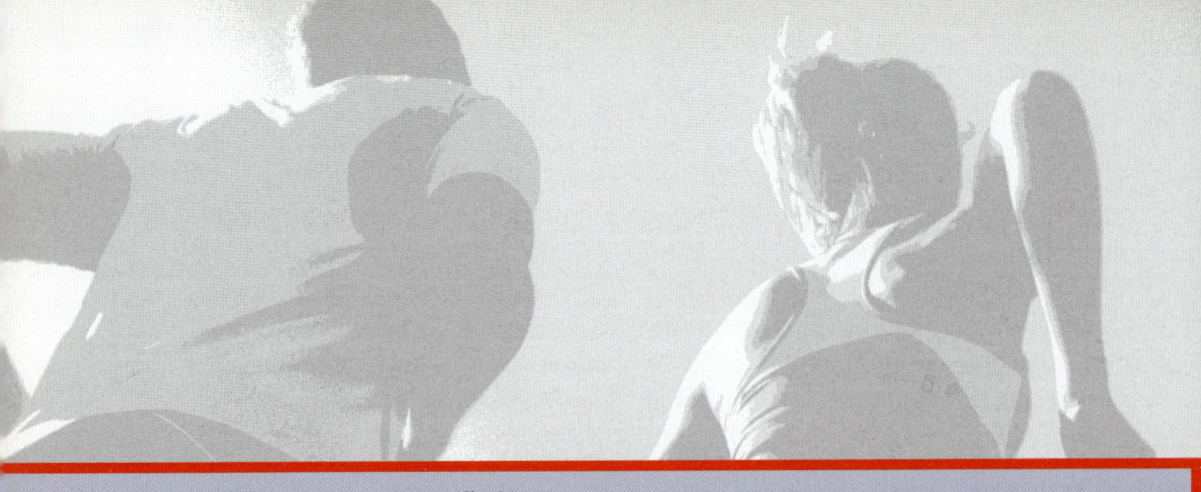

Wenn es mal nicht läuft

Es gibt diese Tage, an denen es einfach nicht rund läuft. Man fühlt sich vom ersten Schritt an schlapp und kommt auch nach einer Viertelstunde nicht richtig in die Gänge. Oft lässt sich daran nichts ändern und es ist sicher das Beste, nicht dagegen anzutrainieren und ein geplantes Programm unbedingt durchzuführen. Ich kann mich allerdings auch an Tage erinnern, an denen ich mich eine halbe Stunde bescheiden fühlte und mich abmühte, dann jedoch lief es plötzlich besser und heraus kam doch noch ein Trainingslauf von 60 min oder länger, und am Ende lief es sogar ganz gut.

Es ist müßig, sich über die Gründe für solche Schlappheitsgefühle Gedanken zu machen, oft genug konnte ich für mich keine plausiblen Erklärungen finden. Einmal den Fall ausgenommen, dass es sich um eine Auswirkung von Übertraining handelt, tragen vielerlei Umstände zu einem Wohlbefinden und seinem Gegenteil bei, die nicht immer erklärbar sind. Was ich daraus gelernt habe: ruhig weiterlaufen, danach einfach abhaken und bis zum nächsten Training vergessen.

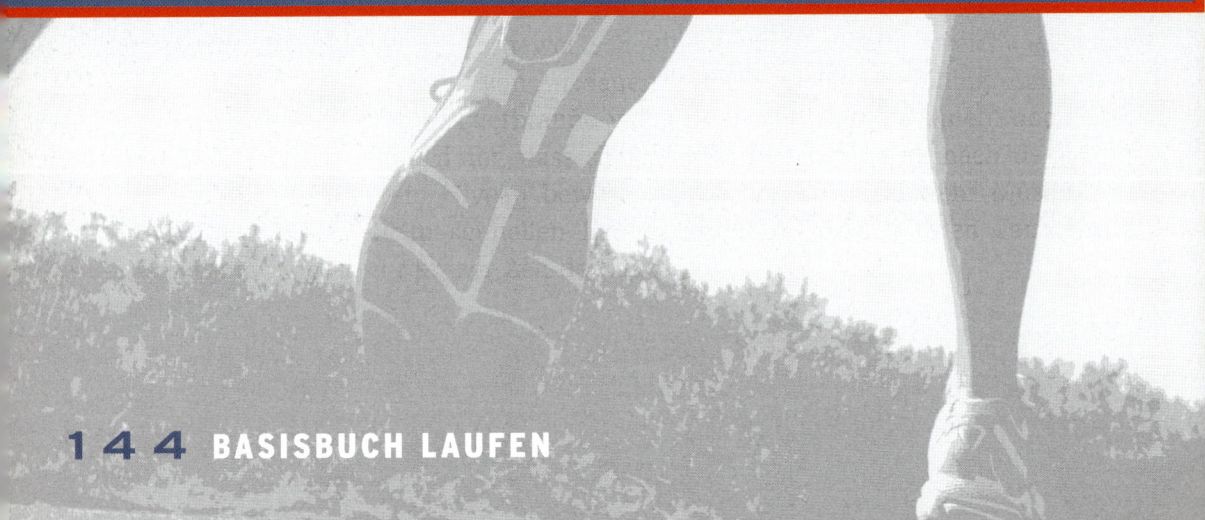

11.2 DIE DOPPELTE DOSIS: 2 X PRO TAG TRAINIEREN

2 x täglich – das gibt es ansonsten nur bei Profis. Wer allerdings schon einige Trainingskilometer auf dem Buckel hat und schon den einen oder anderen Wettkampf bestritten hat, dem ist ein Doppeltraining durchaus einmal zu empfehlen. Am besten probieren Sie dies im Urlaub oder am Wochenende, wenn genügend Zeit zur Erholung zur Verfügung steht und dazwischen eventuell noch ein kurzes Schläfchen zur Erholung möglich ist. Der Vorteil eines solchen Programms liegt auf der Hand: Dem Körper wird mehr abverlangt, allerdings mit einer Erholungspause dazwischen. Um keine Missverständnisse aufkommen zu lassen: Der wichtige lange Lauf 1-2 x in zwei Wochen in der Vorbereitung auf einen Halbmarathon oder Marathon lässt sich nicht prinzipiell durch zwei teilen und entsprechend morgens und abends absolvieren, da so der Belastungseffekt nicht erreicht wird.

Trainingsbeispiele

Morgens
5-6 km locker

Nachmittags
Intervalltraining: z. B. 6 x 800 m

Morgens
5-6 km locker

Nachmittags
8-12 km langsamer Dauerlauf

Morgens
Langer Lauf oder 5 km im 10-km-Renntempo

Nachmittags
4-5 km langsamer Dauerlauf

11.3 MARATHONTRAINING: DEM LANGEN LAUF DEN ZAHN ZIEHEN

Der lange Lauf hat als Basis-Trainingsmittel in der Vorbereitung auf den Marathon zwar nicht ausgedient, aber er ist nicht in jedem Fall in der Länge und vor allem Regelmäßigkeit nötig – darüber sind sich Experten einig. Vorausgesetzt, es handelt sich um einen erfahrenen und gut trainierten, marathonerfahrenen Läufer, kann die Zahl und die Dauer des mythischen langen Laufs durchaus reduziert werden, ohne dass dadurch Einbußen beim Wettkampf selbst eintreten würden. So mancher hat diese Erfahrung selbst schon gemacht, und auch ich kann davon berichten, einmal einen Marathon absolviert zu haben, bei dem ich in der Vorbereitung gerade 1-2 x etwa zwei Stunden unterwegs war. Der Marathon lief erstaunlich rund mit einer deutlich schnelleren zweiten Hälfte, und trotz eines „Aufstellers" bei 40 km ging er noch deutlich unter drei Stunden weg, was eine knappe Viertelstunde langsamer war als meine damalige Bestzeit.

Der lange Lauf ist gerade für mittelschwere und schwergewichtige Läufer eine erhebliche Belastung für den Muskelapparat und bedarf daher eigentlich einer längeren Regeneration, als im Rahmen eines Wochenprogramms üblich bzw. möglich ist. Es reiche auch, diese Trainingseinheit maximal 5-6 x in einer dreimonatigen Vorbereitungszeit durchzuführen, meint der RUNNER'S WORLD-Experte Dr. Heiko Striegel, Sportmediziner am Olympiastützpunkt Stuttgart. Den Effekt, die Muskulatur über einen langen Zeitraum submaximal zu kontrahieren, erreiche man auch, indem man den gesamten Laufumfang erhöht, so Striegel. Ein 20-km-Lauf in zügigem Tempo habe einen ähnlichen Effekt wie ein langsamer Lauf über 30 km, meint der amerikanische Sportphysiologe Stephen McGregor, „beim zügigen Laufen benötigt der Läufer mehr schnell kontrahierende Muskelfasern, weshalb im Endeffekt ein vergleichbarer Energieumsatz stattfindet".

Der Amerikaner schlägt vor, dass man das Wochenpensum zum Ausgleich um die Kilometerzahl erhöht, um die der lange Lauf gekürzt wurde, und dazu 2 x das Tempo anspricht. Der lange Lauf ist dann rund 25 km lang, dafür stehen lange Intervalle auf dem Programm, z. B. 4 x 3 km im Halbmarathonrenntempo und ein Tempodauerlauf über 15 km (88 % HF_{max}).

Vier Alternativen

- Steigern:
  15-20 km in zurückhaltendem Tempo, dann 3-5 km mit Steigerung bis zum 10-km-Renntempo.

- Tempohärte
  Nach einer Viertelstunde Aufwärmen 90 min im Marathonrenntempo laufen, 10 min sehr langsam auslaufen.

- Doppelschlag
  Anstelle eines langen Laufs stehen zwei Läufe über 17 km an zwei auf-einanderfolgenden Tagen auf dem Programm in einem Tempo, das schneller ist als beim langen Lauf.

- 15-20 km in zügigem Tempo durch hügeliges bis bergiges Terrain hat nahezu denselben Effekt wie ein 30-km-Lauf in langsamem Tempo. Außerdem bietet das abwechselnde Auf und Ab einen positiven Effekt auf die Muskulatur.

Lange laufen und dann steigern

Eine Möglichkeit, dem langen Lauf eine völlig neue Gestalt zu geben, ist es, ihn mit Tempostrecken zu spicken. Diese Variante wird auch von Profis, Weltmeistern und Olympiasieger praktiziert und sollte bei ambitionierten Freizeitläufern unbedingt in frischem Zustand durchgeführt werden – also nach einem Ruhetag und auch gefolgt von maximal einem Tag mit ruhigem Dauerlauf. Und so geht's: Der lange Lauf wird nicht in gleichmäßigem Tempo bestritten, sondern nach 20 min wird das Tempo eine halbe Stunde lang von ruhig auf zügig gesteigert (Marathonrenntempo bzw. 85 % HF_{max}) und dasselbe in der letzten halben Stunde. 10 min ganz langsam auslaufen. Danach regenerierende Maßnahmen (Sauna, Wannenbad).

11.4 KRAFT FÜR DIE BEINE

11.4.1 BERGAUF FÜR DIE KRAFT

Bergaufläufe sind ein probates Trainingsmittel, um die Oberschenkelmuskulatur zu kräftigen. Schon die neuseeländische Dauerlaufschule des legendären Trainers Arthur Lydiard in den 50er und 60er Jahren baute auf bergige bzw. hügelige Strecken, und auch in Ostafrika kennt man solche Streckenprofile. Suchen Sie sich eine Strecke von etwa 1,5 km Länge mit moderatem Steigungswinkel und laufen Sie diese Steigung 3-4 x im Renntempo für 10 oder 15 km. 3-4 min Pause bzw. zurückjoggen.

11.4.2 BERGAB FÜR DIE TEMPOGEWÖHNUNG

Läufe auf leicht abfallenden Wegen gewöhnen die Beinmuskulatur an die erhöhte Belastung beim schnellen Laufen, außerdem wird so ein längerer Schritt und eine erhöhte Schrittfrequenz geübt. Das Resultat ist eine bessere Laufökonomie, d. h., die vorhandenen Kraft- und Ausdauerreserven können effektiver eingesetzt und umgesetzt werden. Suchen Sie sich eine Strecke mit ganz leichtem Gefälle. Wählen Sie zunächst Streckenlängen von 400-600 m und wiederholen Sie die Bergabläufe 4-5 x. Mit zunehmender Gewöhnung verlängern Sie die Distanz bis 1.000 m und machen Sie 4-5 Wiederholungen. Beim Laufen achten Sie darauf, dass der Oberkörper leicht vorgebeugt ist (kein Hohlkreuz), der Armeinsatz ist durchaus aktiv, wie bei einem Mittelstreckenlauf. Die Aufsetzphase des Fußes ist sehr kurz, ähnlich wie beim Sprint.

11.4.3 TEMPOLÄUFE AM BERG

Wer schneller werden will, kann dies recht schnell erreichen mit kurzen Tempoläufen bergauf. Dabei dauern diese Tempoläufe nicht länger als 10 s, der Steigungsgrad sollte zwischen 5 und 10 % liegen. Zunächst machen Sie 2 x pro Woche nach lockeren Dauerläufen 2-3 Sprints, dann steigern Sie von Woche zu Woche auf bis zu acht Sprints und absolvieren diese acht Sprints dann nur 1 x pro Woche. In der folgenden Woche beginnen Sie wieder von vorn. Wichtig: Die Sprints werden mit vollem Einsatz geführt inklusive Armeinsatz.

11.4.4 IM WINTER AN DIE BEINPRESSE

Ein probates Mittel, um im Winterhalbjahr die Beinkraft zu verbessern, bietet die Beinpresse. Wechseln Sie dabei ab zwischen Maximalbelastungen und Kraftausdauerübungen. Bei der Maximalbelastung wählen Sie das Gewicht so, dass 12-15 Wiederholungen bequem möglich sind. Zur Orientierung: Mehr Wiederholungen wären möglich mit diesem Gewicht, sind aber mit erheblichem Kraftaufwand verbunden. 4-5 x wiederholen mit erholenden Pausen dazwischen. Bei den Kraftausdauerübungen wählen Sie das Gewicht so, dass 50-60 Wiederholungen problemlos möglich sind und auch bei den letzten 10 Wiederholungen kein besonderer Kraftaufwand nötig ist. Diese Übung 4-5 x wiederholen mit erholenden Pausen dazwischen.

11.4.5 DAS LAUFBAND ALS IDEALE ALTERNATIVE

Wo es keine Steigungen und Gefällstrecken gibt, sei es in Ostfriesland oder Mecklenburg-Vorpommern, kann ein Laufband beste Dienste leisten. Die großen Laufbänder in Fitnessstudios bieten in der Regel mehrere Einstellungsvarianten, sowohl für Bergauf- wie auch für Bergabläufe.

Wettkampftipp

Versuchen Sie nie, in einem Wettkampf an Steigungen zu überholen, sondern laufen Sie bergan Ihr persönliches Tempo. Sonst verschwenden Sie zu viel unnötige Energie. Höchstens kurz vor dem Ziel lohnt sich eine Attacke, wenn man den Schwung über die Kante hinweg mitnehmen kann.

11.5 ABWECHSLUNG DURCH TEMPOSPRITZEN

Ab und zu ein paar Tempospritzen einzustreuen, sorgt nicht nur für Abwechslung, dies fördert auch die Grundschnelligkeit.

11.5.1 STEIGERUNGEN

Steigerungen sind schnelle Läufe von 60-90 m Länge, bei denen das Tempo bis ca. 80 % der Maximalgeschwindigkeit gesteigert wird und auf den letzten 20-30 m wieder zurückgenommen wird. Zwischen den Steigerungsläufen machen Sie eine Gehpause von 2 min. Meistens finden Steigerungen am Ende von Dauerläufen statt. Es gibt aber auch Läufer, die sie nach Tempoläufen und Intervalltraining einsetzen. Durch diese Steigerung am Ende eines Trainings lernt der Körper, auch am Ende eines Wettkampfs noch einmal zuzulegen, außerdem sorgen die Steigerungen dafür, dass Abwechslung in die muskuläre Belastung kommt; die etwas monotone Belastungsform beim Dauerlauf wird dadurch aufgebrochen.

Empfehlung: Machen Sie 6-7 Steigerungen nach dem Warmlaufen vor Intervalltraining und Tempoläufen, dann kommen Sie besser in Schwung und der Körper stellt sich ein auf die Tempobelastungen, die anstehen.

11.5.2 LANGE WIEDERHOLUNGEN

Bei der Vorbereitung auf einen 10-km-Lauf, einen Halbmarathon oder einen Marathon leisten Wiederholungsläufe über 3-4 km gute Dienste. Sie werden im angestrebten Renntempo der Zieldistanz oder etwas langsamer gelaufen. Dadurch gewöhnt sich der Körper an die Belastung, die er beim Wettkampf erlebt. Vor allem in der Vorbereitung auf einen 10-km-Wettkampf wird damit das Rennen selbst imitiert. Der erste Durchgang fällt leicht, beim zweiten wird es langsam schwieriger und bei der letzten Wiederholung muss man sich durchkämpfen.

Empfehlung: In der Vorbereitung auf ein 10-km-Rennen teilen Sie die Wettkampfdistanz in 3-5 gleiche Segmente ein; dazwischen machen Sie eine

Gehpause, die halb so lange dauert wie die Belastung. In der Vorbereitung auf einen Halbmarathon machen Sie 3-4 Wiederholungen über 5 km, in der Marathonvorbereitung sind es 3-4 Segmente von 6 km Länge.

11.5.3 DAS TEMPO STEIGERN

Solche Temposteigerungsläufe beginnen in moderatem Tempo und steigern sich stufenweise bis zum Schluss. Dadurch lernt der Körper, das Tempo zu halten, auch wenn die Kräfte schwinden.

Empfehlung: 15-20 min Aufwärmen, danach 40-60 min Laufen, wobei Sie in einem Tempo beginnen, das 20-30 s langsamer pro km ist als Ihr Renntempo über 10 km. Alle 15 min erhöhen Sie das Tempo um 10 s.

11.5.4 INTERVALLTRAINING IM WALD

Verlegen Sie das Intervalltraining ab und zu von der Rundbahn in die Natur und laufen Sie auf Naturwegen im Wald oder auf dem offenen Feld. Dadurch wird das Herz-Kreislauf-System anders angesprochen sowie unterschiedliche Muskelgruppen aktiviert.

Empfehlung: Richten Sie sich weniger nach der Streckenlänge als nach der zeitlichen Dauer der Belastung. Beispiel: Anstatt 1.000 m in 3:45 min zu laufen, laufen Sie 3:45 min in dem Tempo, was Sie als entsprechend empfinden.

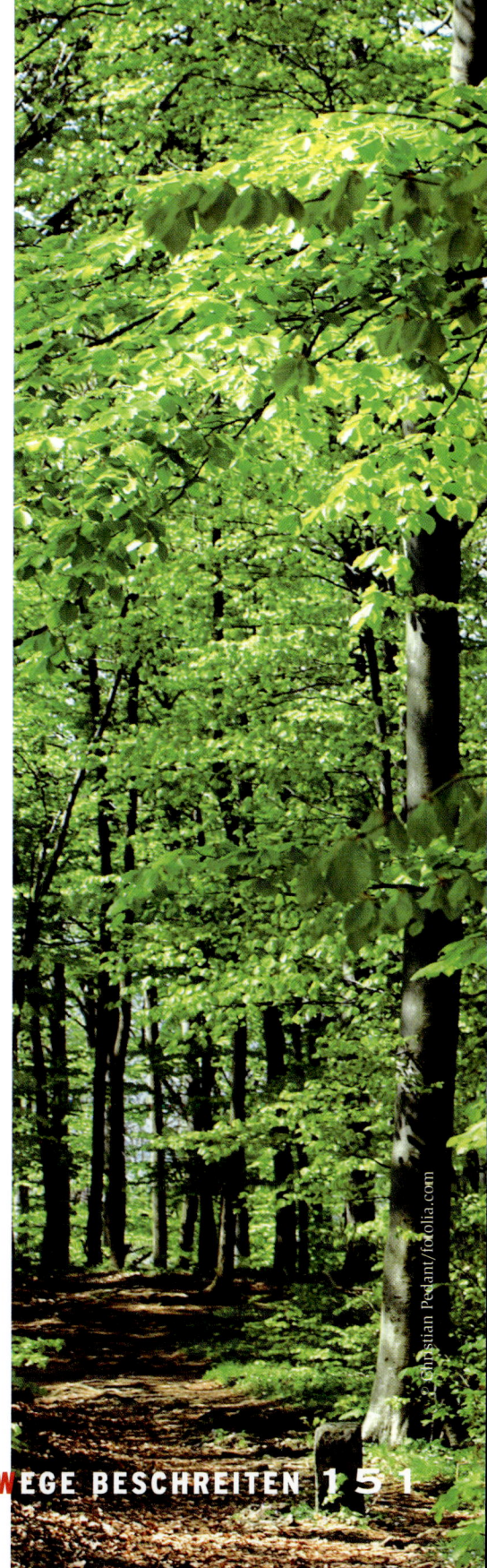

© Christian Pedant/fotolia.com

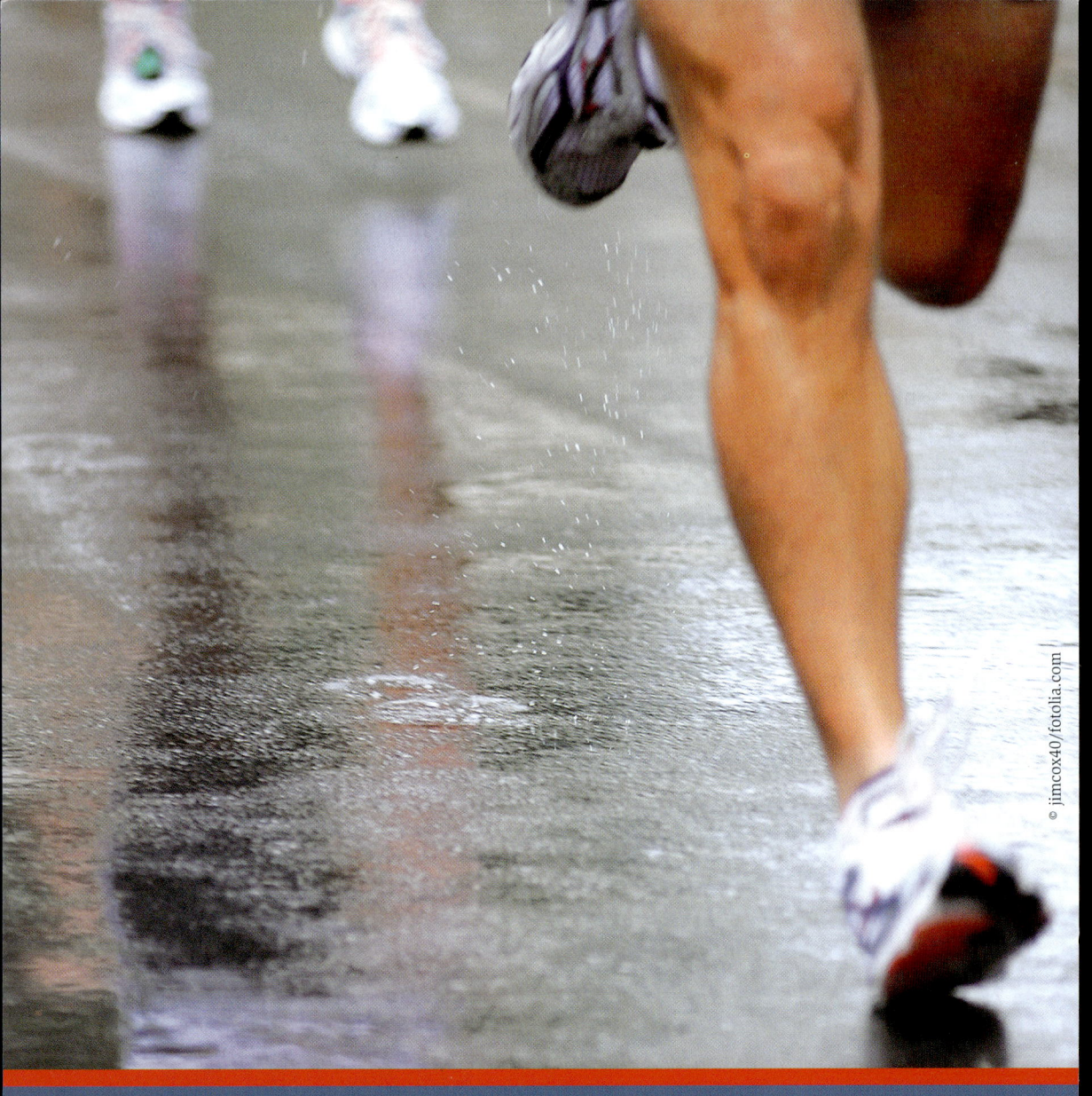

© jimcox40/fotolia.com

KAPITEL 12

15 FRAGEN ZUM LAUFEN

Alleine oder mit anderen?

1

Antwort: Sowohl als auch. Beide Laufvarianten haben Vor- und Nachteile. Wenn Sie alleine laufen, können Sie Ihren Gedanken nachhängen, sich treiben lassen, das Tempo der Stimmung überlassen und sich frei entscheiden, an welcher Ecke Sie rechts oder links abbiegen und wie lange Sie laufen. Sie können Ihr Tempo völlig frei bestimmen und mit sich selbst ins Reine kommen. Laufen als Regeneration vom Alltagsstress. Viele schätzen diese Aspekte ganz besonders beim Laufen.

Mit jemand anderem oder mehreren zu laufen, hat andere Vorteile: Es ist abwechslungsreich, die Kommunikation lässt die Zeit im Laufschritt verfliegen. Einzige Voraussetzung: Das Lauftempo muss für alle bequem sein. „Der Langsamste bestimmt das Tempo", lautet das Motto in diesem Fall. Man einigt sich auf einen gemeinsamen Nenner, was Tempo und Dauer des Laufs betrifft. Keinesfalls sollte ein solcher Lauf in einer Art Ersatzwettkampf enden.

Ausdauer oder Schnelligkeit?

2

Ob 10-km-Wettkampf oder Marathon – wer bei einem solchen Wettkampf gut über die Runden kommen will, braucht in erster Linie Ausdauer. Wer sich nicht damit zufrieden gibt, mit Stil ins Ziel zu kommen, sondern gewisse Bestzeiten anstrebt, kommt nicht umhin, etwas für die Schnelligkeit zu tun im Training. Anders ausgedrückt: Wer einen Marathon in 4 h schaffen will, benötigt in der Trainingsvorbereitung in erster Linie längere Läufe und kommt ohne Tempotraining gut ins Ziel. Wer jedoch 3 h oder schneller laufen will, muss etwas für die Grundschnelligkeit tun, genauso wie beim 10-km-Wettkampf, wenn man schneller als 45 min laufen will. Dabei spielen vor allem Trainingselemente wie Tempodauerlauf und Fahrtspiel eine Rolle, ambitioniertere Läufer absolvieren auch Intervalltraining.

Was ist ein Champion Chip?

3

Eine kleine Vorrichtung aus Plastik, die, an einem Laufschuh befestigt, für die individuelle Zeitmessung bei Laufwettkämpfen sorgt. Darin verbirgt sich ein Responderchip, der am Start und am Ziel sowie an bestimmten Stellen des Streckenverlaufs Signale erwidert und somit für eine Zeitmessung bzw. für Zwischenzeiten sorgt. Als die Teilnehmerfelder immer größer wurden und es dadurch teilweise mehrere Minuten oder länger dauerte, bis die letzten Teilnehmer die Startlinie überschritten hatten, wurde diese Messmethode eingeführt, um die Zeitnahme eines Läufers dann in Gang zu setzen, wenn er die Startlinie auch wirklich überschreitet (und nicht mit dem Startschuss). Heute bei allen größeren Wettkämpfen üblich. Der Chip kann individuell erworben oder bei einem Wettkampf geliehen werden.

4 Gewichtszunahme trotz Sport?

Dieses Phänomen beobachten viele Anfänger, die sich von sportlicher Aktivität eine Gewichtsabnahme erhoffen. Zunächst sei klargestellt, dass man allein mit Sport nicht abnimmt, sondern dazu immer auch die Ernährungsgewohnheiten verändern muss. Das Phänomen der Gewichtszunahme hat damit zu tun, dass der Körper in der Muskulatur Zuwächse verzeichnet, d. h. Fett wird abgebaut und Muskulatur aufgebaut. Tröstlich: Eine aktivierte Muskulatur sorgt dafür, dass auch im Ruhezustand Kalorien verbrannt werden, der Grundumsatz an Kilokalorien steigt also an.

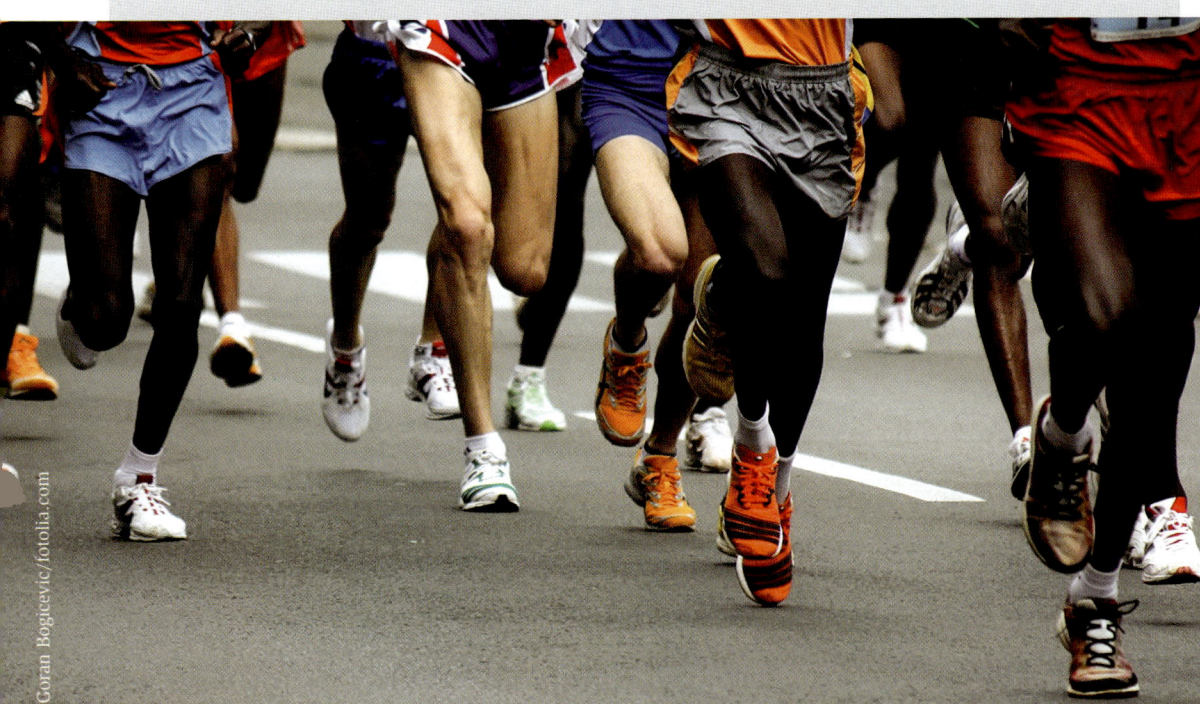

Gelenke: Ist das Laufen auf Asphalt schädlich?

5

Nein, auch wenn sich dieses Gerücht seit Jahren hält. Laufschuhe sind derart gut konstruiert, dass jeglicher Untergrund, auch Asphalt und Beton, damit zu meistern ist. Außerdem wird bei jedem Laufschritt das Körpergewicht nicht nur vom Fuß, sondern auch von den Beinen abgefedert, egal auf welchem Untergrund, beim Vorfußlaufstil übrigens mehr noch als beim Abrollen über die Ferse.

Krämpfe: Was mache ich falsch?

6

Krämpfe sind nicht nur auf einen Mangel an Natrium oder Magnesium zurückzuführen, wie dies bei sportlicher Aktivität unter Hitzebedingungen geschehen kann, sondern haben auch mit mangelnder Muskelbeweglichkeit bzw. -kraft zu tun. Die Muskulatur zu kräftigen und zu dehnen, schützt also auch vor Muskelkrämpfen, die beim Laufen vor allem in der Waden- und hinteren Oberschenkelmuskulatur auftreten.

Lohnenswert: Ab welcher Dauer lohnt sich ein Lauftraining?

7

Einfache Antwort: Jede Minute zählt. Selbst ein Lauf von 5 min Dauer ist besser als gar nicht zu laufen, denn er belastet das Herz-Kreislauf-System vom ersten Schritt an, ebenso die beteiligte Muskulatur.

Natürlich möchte man sich wegen eines 8-min-Laufs nicht extra umziehen, aber wenn die Zeit knapp ist, steigen Sie einfach in Ihre Laufschuhe und laufen einmal um den Block. Im zweiten Drittel der Strecke forcieren Sie das Tempo, das letzte Drittel dient dem Auslaufen. Das reicht, um frische Luft zu tanken und den Kreislauf auf Trab zu bringen, und wenn es nur 5, 8 oder 10 min gedauert hat. Sie fühlen sich in jedem Fall besser, als wenn Sie nicht gelaufen wären.

Laufband: Wie verhält es sich im Vergleich zum Laufen im Freien?

Dadurch, dass beim Laufen auf dem Laufband der Fahrtwind wegfällt, muss man die Justierung so einstellen, dass die Laufleistung dem entspricht, was man im Freien erlebt (wenn man denn Wert darauf legt). Stellen Sie das Laufband auf 2 % Steigung ein, dann entspricht es dem

Laufen im Freien. Nicht vergessen: Beim Laufbandlaufen schwitzt man mehr und sollte regelmäßig während des Laufens trinken, denn bei fehlendem Fahrtwind schwitzt man mehr.

9 Nüchtern Laufen, um abzunehmen?

Vielfach wird kolportiert, man könne effektiver abnehmen, wenn man morgens nüchtern laufe, weil der Körper dabei in erster Linie auf Fettreserven zurückgreife, man also den sogenannten *Fettstoffwechsel* anrege. Das stimmt nur bedingt, hat aber vor allem so gut wie keinen Einfluss darauf, dass man abnimmt. Dieser Effekt ist jedenfalls so gering, dass er in keinem Verhältnis zum Aufwand steht. Tatsache ist, dass der Körper bei einer sportlichen Aktivität auf die Zufuhr von Kohlenhydraten nicht verzichten kann. Nüchtern zu laufen, bedeutet für den Körper vermehrt Stress und dies ist einem Trainingsaufbau abträglich. Also: Vor dem morgendlichen Lauf eine oder zwei Scheiben Toast mit Honig essen.

10 Pulsmessgerät: Nötig oder nicht?

Kann helfen, muss aber nicht sein, lautet die knappe Antwort. Anfänger tun gut daran, zunächst ohne ein Pulsmessgerät zu trainieren, allein schon deshalb, um wenigstens ansatzweise ein Gefühl für die Belastungsintensität zu entwickeln und nicht von Beginn an alles einem Gerät zu überantworten. Die Folge ist dann nämlich, dass man kein Körpergefühl entwickelt und sich nur anhand eines Geräts orientieren kann. Für Anfänger gilt: So lange man sich beim Laufen bequem unterhalten kann, läuft man definitiv im grünen Bereich. Ambitionierteren Läufern, die sich auf Wettkämpfe vorbereiten und dabei Trainingspläne benutzen, hilft ein Pulsmessgerät, die Intensität zu kontrollieren.

11 Radfahren statt Laufen?

Vielfach stellt sich Läufern die Frage, wie sie ein Training auf dem Rennrad oder Mountainbike in einen Vergleich setzen können mit Laufen. Radfahren und Laufen ergänzen sich bestens, wenngleich für ambitionierte Läufer gilt, dass sie sich nur über spezifisches Training weiterentwickeln können, d. h., sie müssen im Training schnell laufen, um später im Wettkampf schnell laufen zu können.

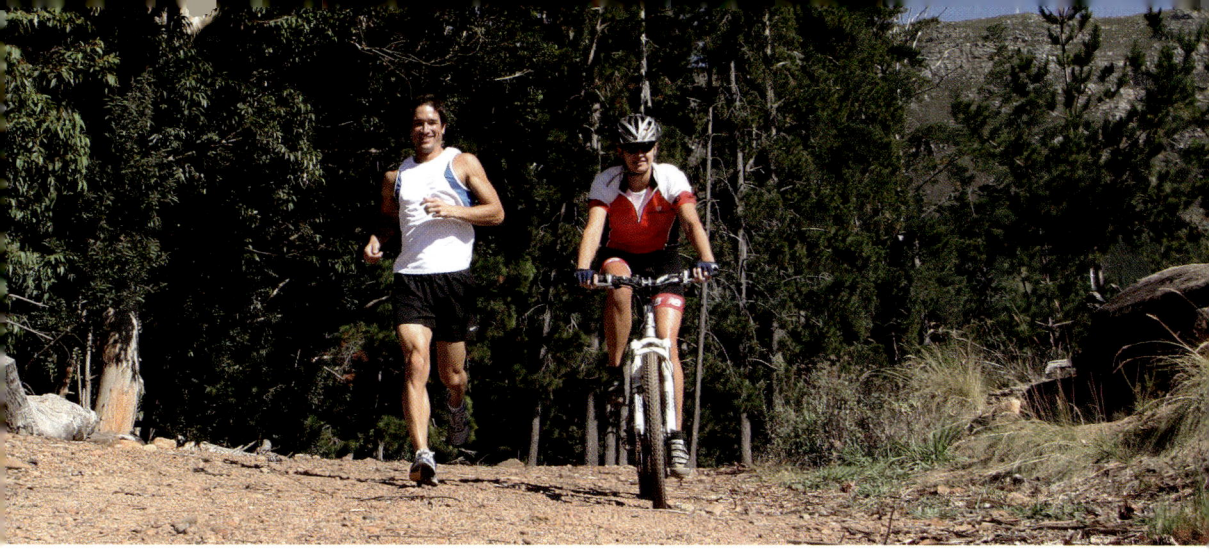

Radfahren belastet die Oberschenkel und schont die Gelenke, und vor allem bei Schwächen im Fußbereich ist Radfahren eine gute Alternative und weniger langweilig als Aquajogging. Man muss jedoch länger im Sattel sitzen, als man beim Laufen auf den Beinen ist, um denselben aeroben Effekt zu erhalten. Als grober Vergleich gilt: 5 km Radfahren entspricht etwa 1,5 km Laufen.

Runner's High: Wie funktioniert das?

Viel zitiert und vielfach falsch verstanden: Ein Hochgefühl beim Laufen zu erleben, ist eine sehr individuelle Angelegenheit und hat mit der Ausschüttung von körpereigenen Endorphinen bzw. Glückshormonen vermutlich nichts zu tun. Endorphine werden vom Körper in Extremsituationen produziert, um Schmerzen zu ertragen, z. B. bei einer Geburt oder bei extremen sportlichen Anstrengungen. Das weiß jeder Marathonläufer, der mit blutenden Blasen ins Ziel kommt, und den Schmerz erst spürt, wenn er nicht mehr läuft. Ein Runner's High, das Gefühl einer Leichtigkeit beim Laufen, das einen glauben lässt, man könne ohne Pause stundenlang so weiterlaufen, entsteht vermutlich aus einem Flow-Gefühl heraus, das über die Gleichmäßigkeit bzw. den Rhythmus der Schritte entsteht, bis zu einem gewissen Grad vergleichbar der Trance, in welche die tanzenden Derwische fallen, die sich um die eigene Achse drehen.

12

Sprechen beim Laufen?

Wer sich beim Laufen bequem unterhalten kann, macht alles richtig. Auch ohne Pulsmessgerät lässt sich auf diese Weise perfekt bestimmen, ob man sich in der „grünen Zone" bewegt. Sobald das Sprechen schwerer fällt und

13

es sich mit Atemzügen vermischt, ist das Tempo flotter, was ja nicht grundsätzlich „verkehrt" ist, jedoch für einen Erholungslauf in jedem Fall zu schnell. Hintergrund: Wenn Sprechen möglich ist, kann die Lunge genügend Luft pumpen, um die Muskulatur mit Blut zu versorgen, man spricht vom aeroben Bereich, also dem Bereich, in dem genügend Sauerstoff zur Verfügung steht (Aer = lat. Atem, Luft). Steht beim Laufen nicht ausreichend Luft zur Verfügung, bewegt sich der Läufer im anaeroben Bereich (z. B. beim 100-m-Lauf). Läuft man im Langstreckenbereich schneller als im aeroben Bereich, befindet man sich in unterschiedlichen Phasen einer aerob-/anaeroben Zone.

14 Wann soll ich trinken?

Vor und nach dem Laufen ist das Trinken wichtig, während des Laufens lediglich bei Wettkämpfen, die länger als 10 km sind sowie – mit Einschränkung – bei Trainingsläufen, die länger als eine Stunde dauern. Das bedeutet: auch bei warmen Temperaturen ist es nicht nötig, Flüssigkeit während des Laufens zu sich zu nehmen, wenn der Lauf nicht länger als eine Stunde dauert. Dauert er länger, kommt es auf den Leistungszustand bzw. die Ambitionen des Läufers an, ob Flüssigkeit aufgenommen werden sollte. Bei einem längeren Lauf von anderthalb Stunden und länger ist es ratsam, die Route so zu legen, dass die Flüssigkeitsaufnahme geregelt ist oder das Getränk wird in mehreren kleinen Flaschen oder einer großen Flasche an einem speziellen Gürtel mitgeführt. Vor dem Lauf und allgemein: Sie sind ausreichend hydriert, wenn der Urin hellgelb bis farblos ist.

15 Was sind Zwischenzeiten?

Die auf dem Weg vom Start bis zum Ziel gestoppten Zeiten an markanten Punkten nennt man Zwischenzeiten (engl. Splits). Bei Straßenläufen sind dies die Zeiten, die alle 5 km gestoppt werden, beim Marathon auch auf halber Distanz (Halbmarathonmarke). Beim Bahntraining werden Zwischenzeiten alle 400 oder 200 m gestoppt, je nach Bedarf. Auch beim Training spielen Zwischenzeiten eine Rolle, z. B. bei Testläufen, die man auf selbst festgelegten Strecken absolviert, um zu testen, ob man Fortschritte gemacht hat.

Bücher, die ich gerne gelesen habe und solche, die ich empfehle

Bernd Heinrich: *Laufen. Geschichte einer Leidenschaft*
Ein außergewöhnliches Buch, das sich dem Laufen aus ungewöhnlichen Perspektiven nähert. Der Autor ist ein renommierter Naturwissenschaftler (und war nebenbei ein Ultramarathonläufer von internationalem Niveau).

Krämer/Zobel: *Marathon. Ein Laufbuch in 42,195 Kapiteln*
Lesenswerte Beiträge zum Thema Laufen und Marathon.

Manfred Steffny: *Marathontraining*
Mein „Tor zum Lauftraining" vor über 30 Jahren. Der Autor veröffentlichte im von ihm gegründeten Laufmagazin Spiridon 1978 meinen ersten Beitrag zum Thema Laufen. Der Dauerläufer unter den Laufbüchern, noch immer erhältlich.

Don Kardong: *Thirty phone booths to Boston. Tales of a wayward runner*
Der Autor war 1976 Olympia-Vierter im Marathon und profilierte sich danach als Autor für Laufmagazine wie The Runner und Runner's World. Geschrieben mit selbstkritischem Humor à la Tim Robbins (Even Cowgirls get the Blues).

Fred Lebow: *Inside the world of big time marathoning*
Der Race Director des New York Marathons gilt als Erfinder des City-Marathons schlechthin. Von ihm erfährt man, wie alles anfing, welche Hürden er zu überwinden hatte und wie er es schaffte, den bekanntesten Marathon der Welt auf die Beine zu stellen.

Andreas Marlovits: *Dem Geheimnis des Laufens auf der Spur*
Ein Buch für alle, die sich für mehr interessieren als Pulswerte, Trainingstempo und den leichtesten Laufschuh.

Martin Grüning: *Marathon unter 4 Stunden in 6 Monaten*
Meine Empfehlung: Wer sich auf einen Marathon vorbereiten will, wird hier mit allem versorgt, was nötig ist, um gut vorbereitet an den Start zu gehen und mit Stil ins Ziel zu finden. Das einzige Sachbuch in dieser Liste.

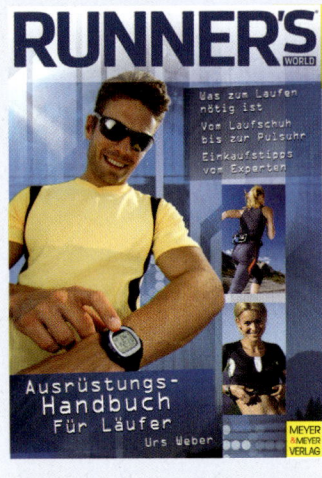
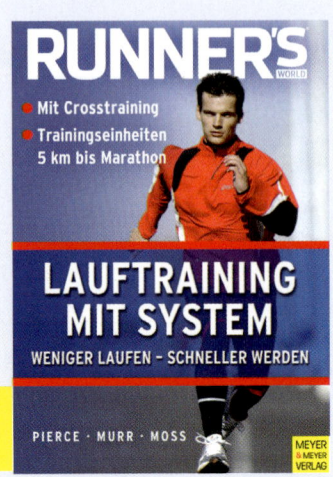
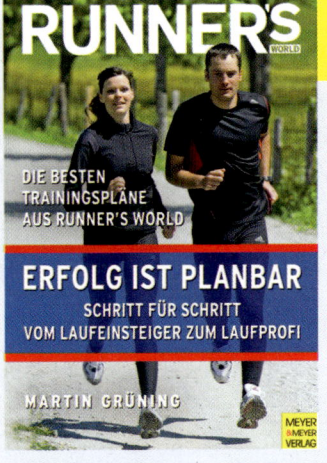
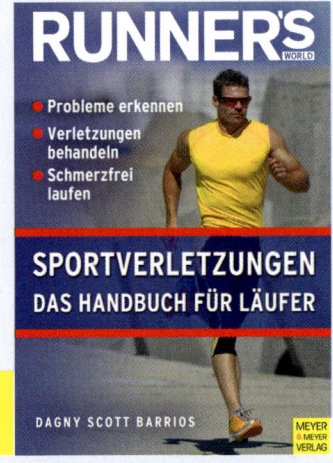
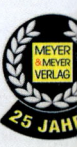